Dr. Malte Hozzel

Ganzheitliche Aromatherapie

Ganzheitliche Aromatherapie

ISBN 978-3-00-061709-6

Veröffentlicht von
AYUS GmbH
Am Dreschschopf 1
77815 Bühl
Germany

Gedruckt in Deutschland von
Flyeralarm GmbH
Alfred-Nobel-Str. 18
97080 Würzburg

Wichtiger Hinweis: Jede Beschreibung von Heilmöglichkeiten oder Anwendungsbeispielen durch Pflanzen in diesem Buch kann die Konsultation eines Arztes nicht ersetzen. Der Autor kann keine Verantwortung für Auswirkungen übernehmen, die sich aus den beschriebenen Anwendungen ergeben.

Inhaltsverzeichnis

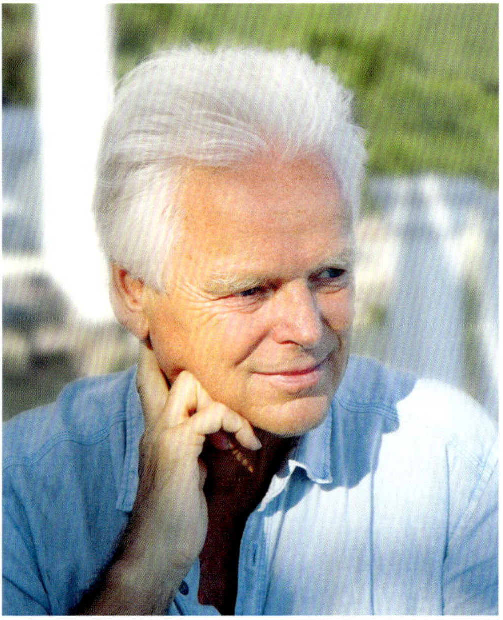

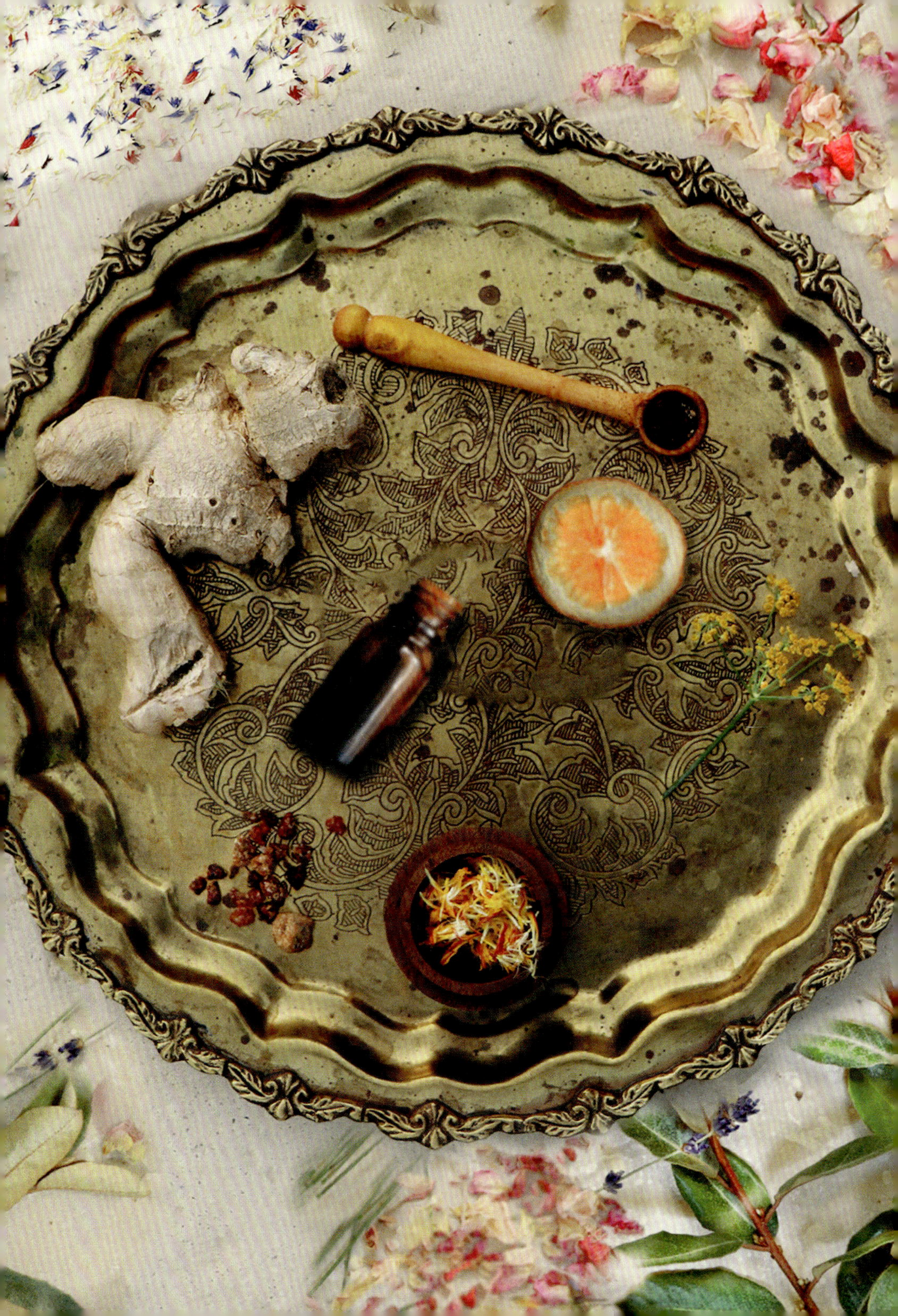

Vorwort

Dieses Buch ist eine Sammlung von Artikeln über holistische Aromatherapie, die von Dr. Malte Hozzel in letzter Zeit verfasst wurden. Sein über die Jahre gewonnenes, umfassendes Verständnis über die Wirkungsweise ätherischer Öle hat Dr. Hozzel zur Gründung der Marke Oshadhi inspiriert.

Mit seinem besonderen Gespür für die Beziehung zwischen Pflanze, ätherischem Öl und Mensch hat Malte eine einzigartige Perspektive über die Wirkung dieser „Helfer" auf die Gesundheit und das Bewusstsein des Menschen definiert.

Angetrieben von der Idee, die reinsten und feinsten Öle zu finden, hat Malte in den letzten 25 Jahren die Welt bereist, um Produzenten zu treffen, die ätherische Öle in der von Ihm geforderten hochwertigen Qualität herstellen. Malte ist der festen Überzeugung, dass reine, unverfälschte ätherische Öle unsere Verbündeten sind – für physisches Wohlergehen und anhaltendes Glück.

Aus diesem Selbstverständnis heraus hat sich der Wunsch entwickelt, diese Öle mit so vielen Menschen wie möglich zu teilen. Er liebt es, Wissen zu vermitteln und Enthusiasmus für eine energetisch orientierte Medizin zu wecken – in einer neuen Ära des tiefen Verständnisses für Pflanzen und Selbstheilung.

„Als Ausdruck der höchsten Intelligenz der Natur, helfen uns die aromatischen Heilpflanzen dabei Stärke zu gewinnen und Gesundheit zurückzuerlangen (sollte sie verloren gegangen sein) um unsere Leben einzeln und gemeinsam komfortabler und mehr im Einklang mit dem Universum zu leben."

– Dr Malte Hozzel.

Heile dich selbst mit der Natur

Aromatherapie mit ihren ätherischen Ölen wird immer bekannter, nicht nur im Bereich des persönlichen Wohlbefindens, sondern auch in den wissenschaftlichen Kreisen weltweit. Ätherische Öle besitzen eine ungemeine Reichweite: Einerseits sind sie verbunden mit der alten Volksmedizin und dem tiefen Verstehen der feinen Aspekte des Lebens und des Heilens, andererseits laden sie uns zu rigorosem wissenschaftlichen und medizinischen Verstehen ihrer zahllosen Wirkungsweisen ein.

Obwohl die Aromatherapie ein altbewährtes Verfahren darstellt, ist sie auch modern und sehr relevant in der heutigen Gesellschaft, indem sie uns Heilmittel für die Krankheiten der Moderne schenkt und unmittelbare Wirkungen erzielt. Ebenfalls sollte man nicht vergessen, dass die Aromatherapie leicht wissenschaftlich verifiziert werden kann. Ätherische Öle sind tatsächlich die heilende Hand der Natur. Sie sind sowohl materielle Substanzen als auch feinstoffliche Energien. Sie sind „lebende Moleküle".

Ihre pflanzlichen Träger haben – abhängig von Erde und Luft, Tag und Nacht, den Rhythmen der Jahreszeiten und ihrer innewohnenden Offenheit für solare, lunare und stellare Strahlungen – kraftvolle irdische und kosmische Einflüsse aufgenommen. Diese Einflüsse verteilen sich dann bis in die innerste materiell-chemische und die feinstofflich verborgene Struktur der ätherischen Öle. Sie bestimmen die genaue Eigenart ihrer heilenden Energie.

Wie Vasant Lad, der berühmte Ayurveda-Experte erklärt: „Pflanzen übertragen die vital-emotionalen Impulse, die Lebenskraft, die im Licht verborgen ist. Das ist das Geschenk, die Güte, die Kraft der Pflanzen. Das Dasein der Pflanzen ist eine große Gabe, ein Opfer. Sie bieten uns nicht nur ihren eigenen Nährwert an, sondern das Licht und die Liebe der Sterne aus dem Kosmos selbst, dessen Boten sie sind! (Vasant Lad, „Die Ayurveda-Pflanzenheilkunde – Der Yoga der Heilkräuter")

Ganzheitlich contra isoliert

Ätherische Öle sind mit „geballter Lebensenergie" verbunden. Nicht nur dass sie erfolgreich vielfältige Mikroben ohne unerwünschte Nebenwirkungen abwehren, sondern auch die Qualitäten haben, gleichzeitig das Umfeld zu stärken. Da sie auch die energetischen Reservoire der Pflanzen sind, können sie uns direkt und sofort dabei helfen, unseren Körper, unseren Geist und unsere Seele zu beleben. Jeder der zahlreichen Bestandteile eines ätherischen Öls trägt zu seinen heilenden Eigenschaften bei. Das bedeutet eben „ganzheitlich" und „natürlich" im Gegensatz zu den isolierten Molekülen der modernen Medizin.

Rosenöl beinhaltet bis zu 500 verschiedene Bestandteile. Lavendel nicht viel weniger. Jeder einzelne Bestandteil wird in der medizinischen Aromatherapie benötigt. Jeder Bestandteil wurde entweder in der Pflanze erzeugt oder hat sich während der Destillation gebildet und wir vertrauen darauf, dass die Natur am besten weiß, warum und wie. Die Komplexität dieses innewohnenden Gleichgewichts bestimmt die besonderen Heilwirkungen der Pflanze oder ihres Öls. Sie gehören alle zu deren speziellem Energiefeld, was auf den menschlichen Organismus übertragbar ist. Und sie stimmen mit dem „Körper-Verstand" überein, indem sie bestimmte „energetische Löcher" auf subtile Weise füllen und sich in diese Löcher wie Schlüssel und Schloss einpassen.

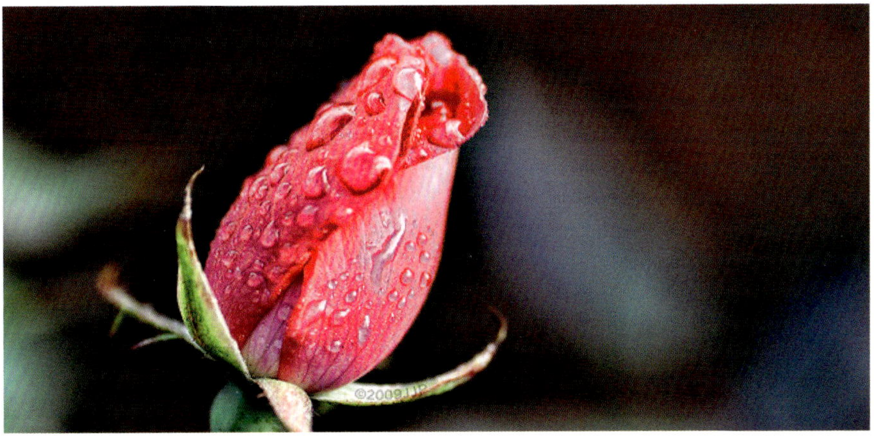

Wir erleben eine neue Ära der Naturheilkunde als Antwort auf das Versagen des modernen allopathischen Ansatzes und des modernen Lebensstils. Ökologisch contra nicht-ökologisch, ganzheitlich contra isoliert, menschlich contra technisch-chemisch. Diese Ära führt uns zu neuem Verstehen von Gesundheit, Umwelt, Sozialethik, Ernährung, Geist, Kosmos, Gott.

Was unsere Gesundheit betrifft, betreten wir das Zeitalter der Selbstheilung. Das ist einer der Gründe dafür, dass ätherische Öle in der heutigen Welt so unglaublich erfolgreich sind. Sie sind leicht anwendbar, leicht zu transportieren, angenehm in Aussehen und Duft, praktisch zu verschenken und zu teilen und enorm anregend zu erfahren.

Es herrscht ein wachsendes Interesse und Verlangen, mehr über die Natur zu erfahren, und ein kollektives Gefühl, dass es so viel mehr zu entdecken gibt. Das ist wahre Wissenschaft (engl.: science, das sich aus dem lateinischen Wort „scire"= wissen – ableitet). Die neuen Wissenschaftler von heute sind jene, die im Labor ihres eigenen Körper-Verstands arbeiten und versuchen, sich selbst zu erkennen.

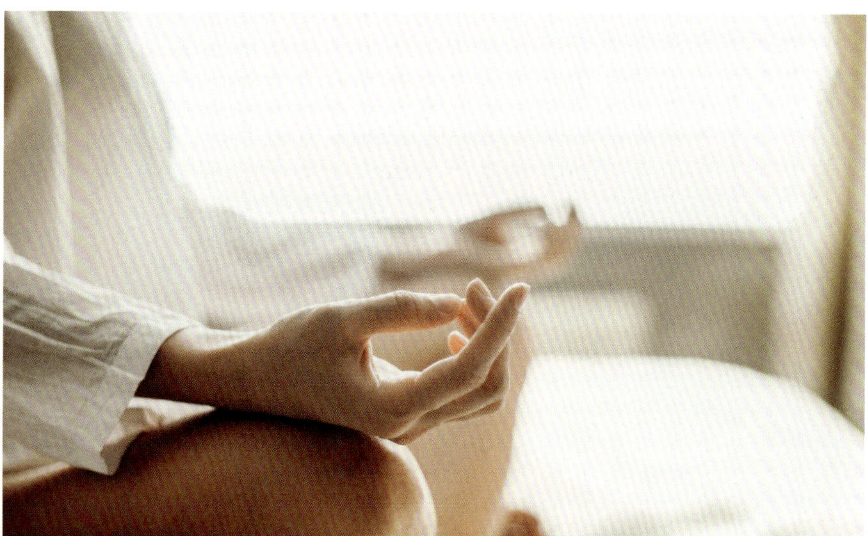

Sie erzeugen innerlich und äußerlich Gesundheit, da sie die Bedeutung des Gleichgewichts, der Selbstversorgung, der Verantwortung und der Verpflichtung gegenüber höheren Zielen der menschlichen Evolution wiederentdecken. Sie nutzen die Natur als Partner, nicht als ein Element, gegen das man kämpft und das man unterwirft.

Das war die wahre Medizin schon immer. Die kumulierten Informationen menschlicher Erfahrungen, die zusammen wie ein einziges kollektives Wesen voranschreiten. Wie Blaise Pascal, der berühmte Mathematiker und Philosoph es einmal ausdrückte: „Als ob alle einander folgenden Generationen durch die Jahrhunderte hindurch als **ein** menschliches Wesen betrachtet werden könnten, das weiter lebt und immer weiter lernt."

Die Wichtigkeit der Reinheit

In der Aromatherapie sind Reinheit und Qualität von äußerster Bedeutung. Reine und naturbelassene ätherische Öle sind unsere Verbündeten auf dem Weg zu optimalem körperlichen Wohlbefinden und zum Glück. Reine ätherische Öle spiegeln die Vitalität und inspirieren zu Begeisterung und Liebe zu einer energetischen Medizin in einer neuen Ära tieferen Gewahrseins für die Pflanzen und der Selbstheilung.

Ätherische Öle sind Ausdrucksformen der höchsten Intelligenz der Natur. Die Duftpflanzen werden uns dabei helfen, stark zu werden, verloren gegangene Gesundheit wiederzuerlangen und unser Leben sowohl individuell als auch kollektiv angenehmer und mehr in Einklang mit dem Herzschlag des Universums zu gestalten.

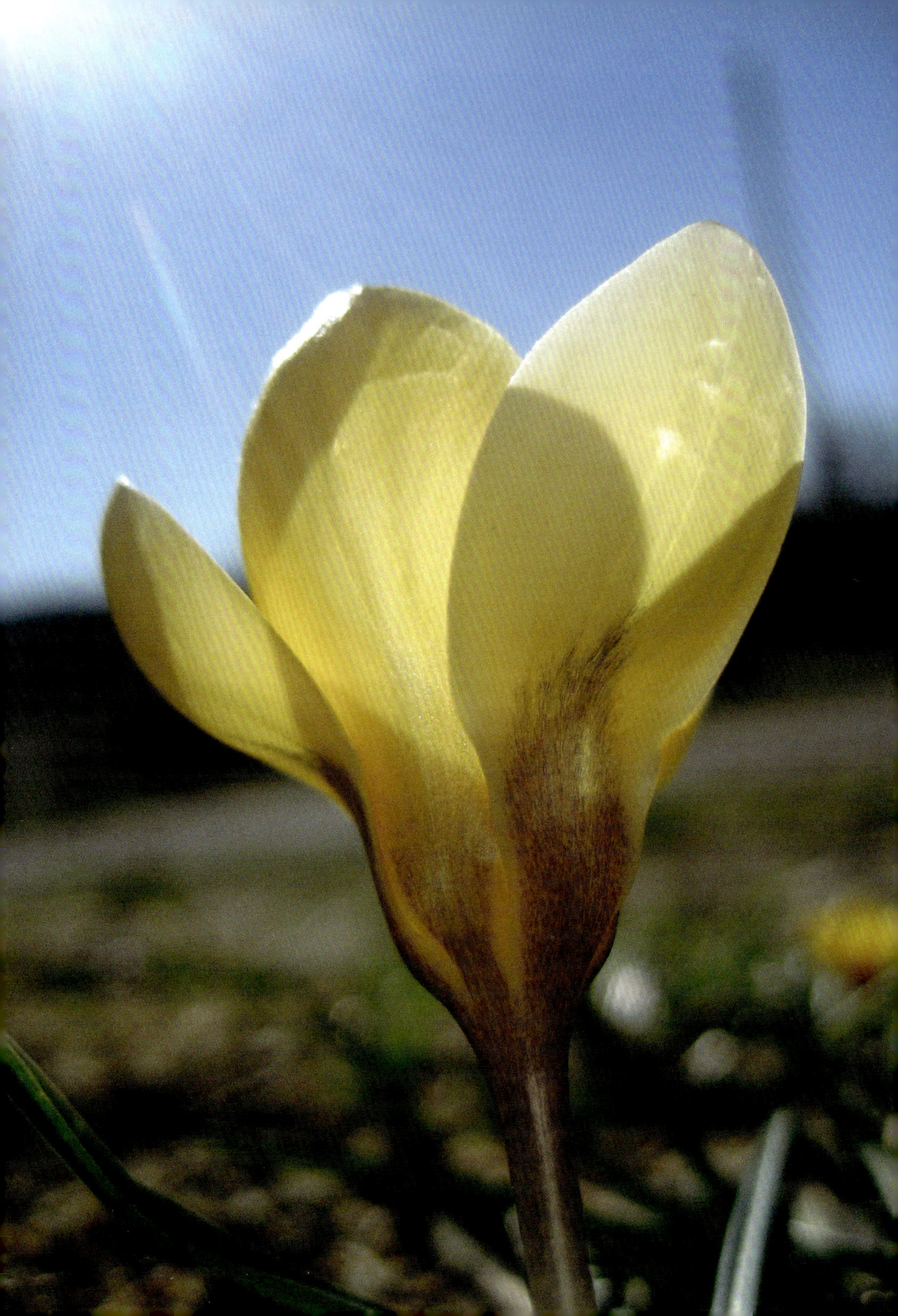

Das Wunder duftenden Lichts

Ätherische Öle sind das Ergebnis biochemischer Verwandlungen durch Sonnenlicht. Als Träger dieser Lichtenergie sind sie die wundersamsten Geschenke der Natur. Sie bringen alle Ebenen des menschlichen Systems wieder in Ausgleich, steigern die Energie, verwandeln unsere Stimmungen, schützen uns vor Negativität – und heilen die schlimmsten Krankheiten, wie es noch nicht einmal der modernen Medizin gelingt. Sie sind Teil einer globalen ethnobotanischen Naturheilkunde, wie sie seit Generationen von unseren Ahnen, Schamanen, Yogis, Heilern und Sehern überliefert wurde.

Valerie Ann Worwood schreibt in ihrem Buch The Fragrant Heavens: „Aus der Perspektive der Biochemie des Gehirns macht die Annäherung an Spiritualität über den Duft durchaus Sinn, da die Mechanismen des Geruchs nur einen kleinen biologischen Schritt entfernt vom Bewusstsein sind, einschließlich des höheren Bewusstseins. Wenn wir in Begriffen von Licht denken, sind ätherische Öle eingefangenes Licht, das uns vom Himmel herab durch die Pflanzen vermittelt wird. Aus der Perspektive elektromagnetischer und energetischer Schwingung sind ätherische Öle in Harmonie mit dem Leben. Sie erzeugen Resonanz mit uns genau so, wie die Schwingung eine Violinensaite eine andere zum Schwingen bringen kann. Wir vernehmen die Botschaft, die sie überbringen sollen."

Durch die moderne Forschung über Aromatherapie wird offensichtlich, dass die vielfachen überraschenden Heilwirkungen von ätherischen Ölen daher kommen, dass sie ein konzentrierterer Ausdruck der Pflanze sind, von der sie stammen.

Sie haben die zahlreichen positiven kosmischen Lichtenergien jenseits der Quantenebene in ihre feinste Struktur aufgenommen. Wenn der Einfluss der Sonne in die Blüten, Früchte oder Blätter eindringt, entstehen oft ätherische Öle. Wenn dieselbe Energie in den (hölzernen) Stamm oder in die Wurzel eindringt, können daraus ätherische Öle, aromatische Balsame (z.B. Copaivabalsam, Perubalsam usw.) oder Harze (Myrrhe, Weihrauch) entstehen.

Das Sonnenlicht ist einfach die Grundlage des gesamten Pflanzenlebens und schafft die Basis für Photosynthese, die „Synthese oder verdichtete Transformation durch Licht".

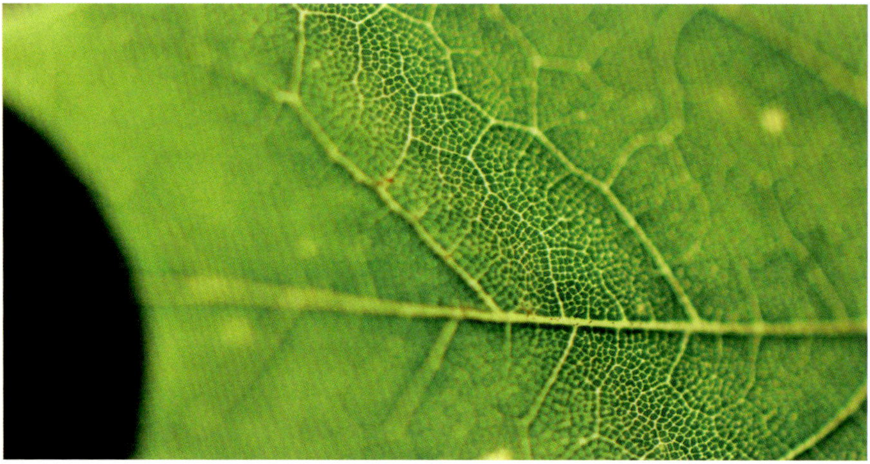

Aufgrund ihres Chlorophylls sind Pflanzen gleichsam als photonische Kraftzellen aktiv. Dabei ist Chlorophyll der Master-Ingenieur, indem es die Energie der Sonne einfängt und ihr Licht in biochemische Energie verwandelt.

Die Photosynthese kann nur stattfinden, wenn die kosmische Energie der Sonne mit den verborgenen molekularen, atomaren und Quantenstrukturen der Pflanze interagiert, um die vielfachen biochemischen Bestandteile zu erschaffen, welche die materialisierte Grundlage aller ätherischen Öle strukturieren.

Die Pflanze erzeugt mit Hilfe der Sonne ätherische Öle und wird sie in speziellen Drüsen, die als Energiereservoire dienen, speichern – und sie wird diese bis zu einem gewissen Grad „aufbrauchen", wenn ihr das Sonnenlicht aufgrund plötzlicher Klimaveränderungen fehlt.

Diese „photonische Kraft" der Pflanzen wird von uns Menschen zutiefst aufgenommen, wenn wir ätherische Öle anwenden. Sie sind materialisierte

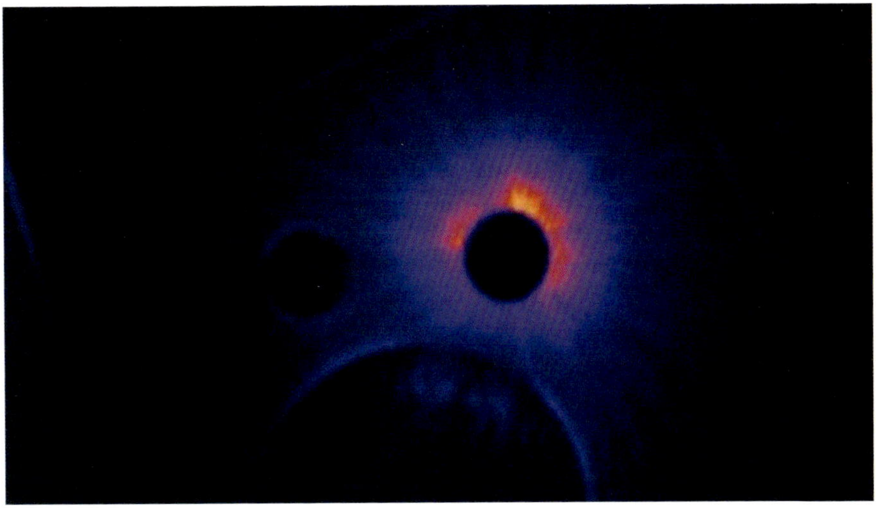

Energiefeld von ätherischem Öl der Rosa Damascena

Sonnenenergie, die zur Entwicklung wertvoller Lebensprozesse im Universum beitragen.

Die strahlende „Sonnen"-Natur von ätherischen Ölen ist sicherlich ein Hauptgrund dafür, warum sich Menschen heutzutage so von der Aromatherapie angezogen fühlen, vor allem aufgrund unseres heutigen Lebensstils, bei dem wir zumeist in geschlossenen Gebäuden und nicht draußen leben. Ätherische Öle sind wunderbare Verbündete „duftenden Lichts" für einen neuen Zugang zur Selbstheilung durch Glück und Freude.

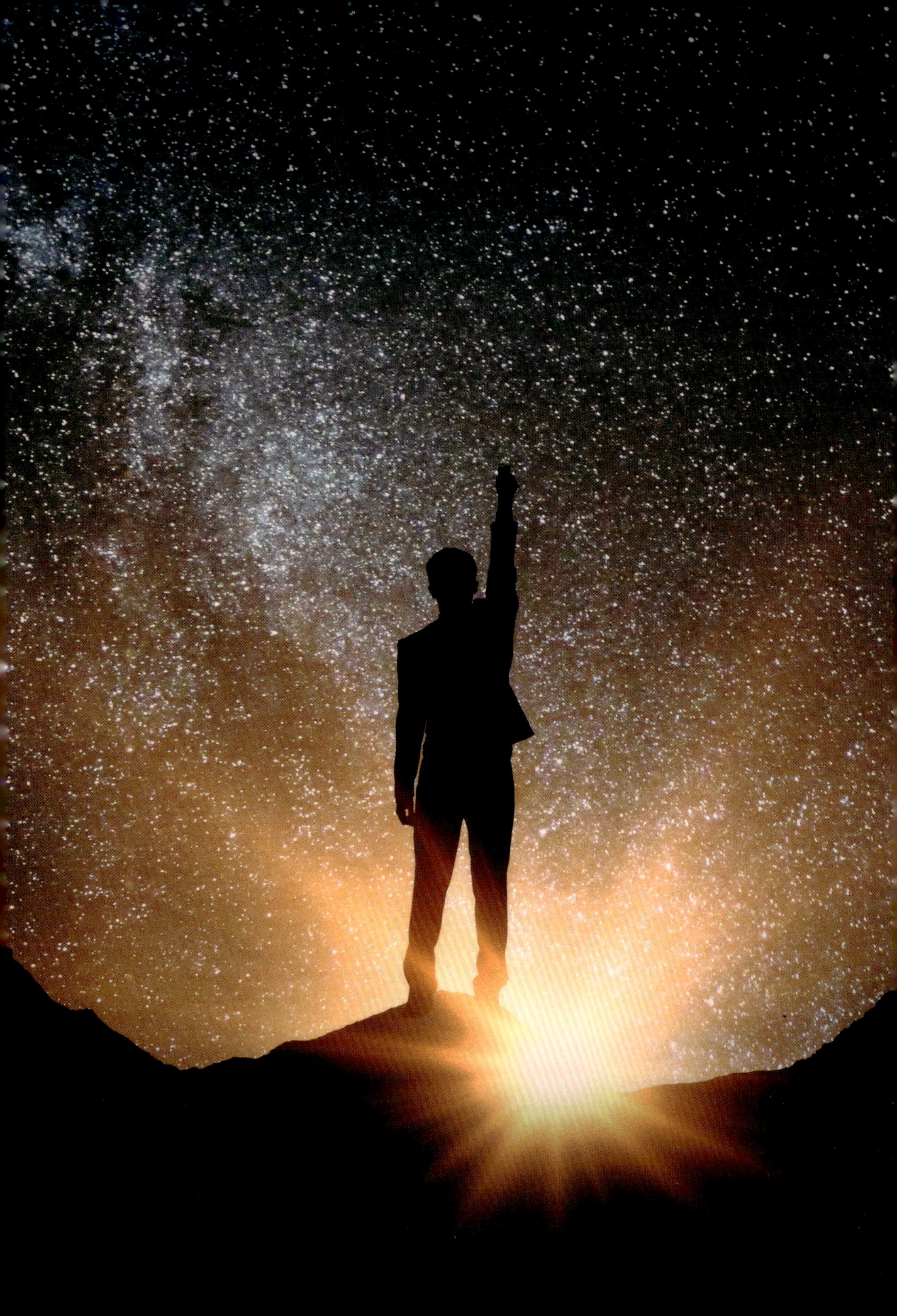

Die Krise der Evolution

Gesundheit, Geist und ätherische Öle

Wenn jemand von einer Krankheit spricht, z.B. „eine Erkältung bekommen zu haben“ oder von Viren oder Bakterien angesteckt worden zu sein, mögen wir uns oft fragen: Wer und wo ist die wirkliche Ursache davon? Stimmt es, dass wir unschuldige Opfer einer Krankheit sind und dass Krankheit nur ein schlimmer Fluch, eine Art unverdienten Schicksalsschlages ist ...?

Die Ursache einer Krankheit liegt am Wirt, nicht am Krankheitserreger

Nun, wenn wir tiefer reflektieren, sind sich die meisten darüber einig, dass Krankheit nicht einfach als etwas verstanden werden kann, das nur durch äußere Wirkstoffe erzeugt wird. Sie ist vor allem ein Prozess, der mit unserer Innenwelt verbunden ist. Was sagten die Alten? Ein gesunder Geist – ein gesunder Körper. Wie sollte es sonst erklärbar sein, dass einige Menschen gegenüber denselben Krankheitserregern immun sind und andere nicht?

Wir können auch sagen: Ein gesunder Organismus befindet sich im Gleichgewicht mit all seinen inneren und äußeren Aspekten – er ist in eine Welt eingestimmt, die aus einer fluktuierenden, doch stabilen „Innen-Außen“-Verbundenheit besteht. Ein erkrankter Organismus hat diese Verbindung oft verloren, was eine Disharmonie zwischen Geist, Verstand, Körper und seiner Umgebung bewirkt.

Noch radikaler können wir auch sagen: Die Hauptursache jeglichen Befalls durch Krankheiten liegt bei dem, der angegriffen wird, nicht im Erreger selbst. Wenn wir es in Begriffen von Viren, Bakterien usw. ausdrücken liegt die Ursache beim Wirt, nicht im Erreger. Louis Pasteur drückte dies auf seinem Totenbett so aus: „Bernard hatte recht. Der Erreger ist nichts. Das Umfeld ist alles.“

Die Herausforderung der Veränderung

Ein weiterer wichtiger Aspekt ist die Tatsache, dass wir als Menschen weitaus mehr als jede andere Gattung auf Erden ständig durch das Element der Veränderung herausgefordert werden.

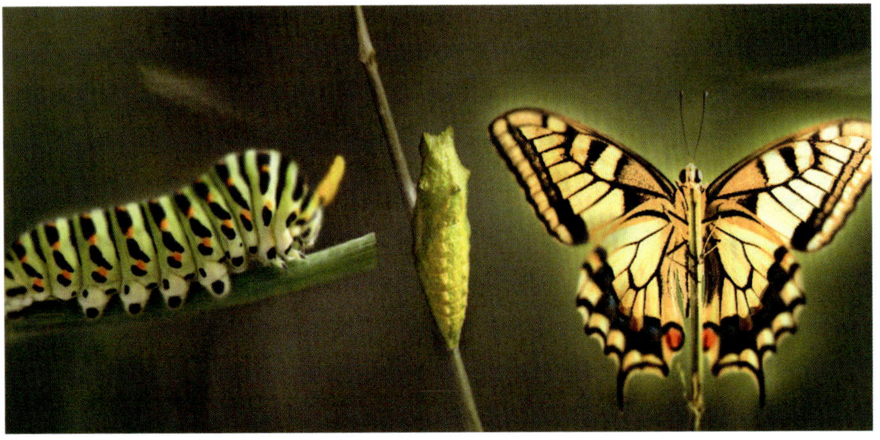

Eine Krankheit kann als eine Krise der Evolution verstanden werden, bei der neue Entscheidungen für den Fortschritt getroffen werden müssen. Sie ist ein Warnsignal und eine Chance zur gleichen Zeit. Die richtige Antwort auf dieses Signal entscheidet über unser Heilungspotential.

Rudolf Steiner drückt es so aus: „Es liegt im Wesen des Menschen, von einem Zustand des Gleichgewichts zum nächsten zu schreiten. Die Unterbrechung dieses Gleichgewichts geht stets auf Kosten bestimmter Elemente zugunsten anderer Elemente. Einige gehen zurück, andere nehmen zu und entwickeln sich unermesslich. Gerät das Individuum aus dem Gleichgewicht, verliert es seine Verbindung mit den universellen Kräften."

Es ist immer dasselbe: Entweder setzt sich die äußere Welt zu stark oder zu wenig durch. Dann verstärken die äußeren „Schäden" den Verlust des inneren Gleichgewichts. Eine bakterielle Infektion ist beispielsweise nur ein zweitrangiger „Unglücksfall", ein symptomatischer Ausdruck der zugrundeliegenden Krankheit.

Wenn wir das plötzliche Auftauchen einer Krankheit als „Krise" (von dem griechischen Wort für ‚Entscheidung'- engl. decision – kommend) verstehen, dann kann Krankheit ein Wendepunkt zu einem gesünderen Leben sein.

So verstanden ist Krankheit in gewisser Weise in uns vorprogrammiert aufgrund der Tatsache, dass wir Veränderung nicht vermeiden können: In einer modernen Gesellschaft hektischer Veränderung muss das Problem schneller Anpassungsfähigkeit und Flexibilität des Menschen an ein Programm ständiger Veränderung zwangsläufig eine große Vielfalt durch Veränderung bedingter Gesundheitsprobleme erzeugen.

Doch sollten wir nicht vergessen:

Das „unstabile Gleichgewicht" und die „Symmetriebrechung" (Ilya Prigogine) unserer psychophysischen Zustände sind eine Erfordernis der Evolution.

Zuwendung zum Geist

Wir sollten uns also auf eine andere Verständnisebene konzentrieren, nämlich die „zugrundeliegende Krankheit" in uns, um den ganzen Zusammenhang zu erfassen. Und dieser Zusammenhang ist zu allererst im Bewusstsein zu finden, nirgendwo sonst. Lassen Sie uns nicht vergessen: Wir sollten sorgfältig unsere Gefühle und Gedanken sowie unsere Umgebung wählen, wenn wir vermeiden wollen, dass sie toxisch werden.

„Behalte, was dir Frieden schenkt, lass los, was dir Leid bringt.
Wisse, dass Glück (und Gesundheit) nur
einen Gedanken entfernt sind."

Nathan Panwar

„Der Geist ist alles. Was wir denken, dazu werden wir."

Buddha

Ja, es stimmt, unser Denken ist ein wesentlicher Faktor für unser Wohlergehen. Wir können unsere innere und äußere Welt mit einem bloßen Gedanken verändern. Aber wie können wir lernen, „bedacht“ zu sein? Denken ist der größte Feind und der komplexeste, wunderbarste Wohltäter in unserem Leben. Unsere Gedanken bestimmen, wohin wir mit allem gehen oder nicht gehen wollen. Sie sind an der Spitze jener Fontäne, die ständig aus unserem innersten Wesen emporsteigt. Ob wir ihnen erlauben, aus unserer so genannten „menschlichen Lage“ Chaos und Leid – oder ihre erstaunliche Schönheit und Harmonie – zu erzeugen, das liegt ganz an uns.

Wir müssen also lernen zu denken – das bedeutet: besonnen zu denken. Denn niemand hat uns das bisher gelehrt. Kein Lehrer, keine Eltern, kein Freund … Der Lehrer dessen kann nur unser inneres Selbst sein – es gibt keinen äußeren Lehrer, der uns sagen könnte, wie wir richtig denken können – keine Religion, kein Buch, kein Coach, kein Priester. Wir wurden im Grunde geboren, um zu lernen, wie man denkt.

Das Leben kann uns lehren, wie wir denken sollten. Wenn wir feinfühlig genug sind, können wir innerlich fühlen, dass unsere Gedanken vielleicht oft in die falsche Richtung gehen.

Wir können sogar fühlen, dass negative Gedanken, wenn wir sie zu lange hegen, unsere Energie herunterziehen. Es ist sogar möglich, Gedankenfrequenzen zu spüren und häufig können wir spüren, dass wir zwanghaft von unseren Gedanken eingesperrt sind.

Dieses Konzept zu verstehen, ist ein Quantensprung in der kollektiven menschlichen Entwicklung: Wir beginnen, körperlich zu spüren, ob unsere Gedanken und Emotionen stimmig sind – im Einklang mit uns und der Welt um uns herum.

Darüber hinaus können wir Gedanken auch als innere „Worte“ (Sanskritwurzel „vrit“ = „Wirbel“) benutzen und ihnen erlauben, uns wie ein „Strudel“ tief nach innen in unser Bewusstsein zu ziehen und die größten Ebenen von Befreiung zu erfahren, welche Menschen erfahren können. Das ist das, was wahre Meditation bedeutet, und wahre Meditation lehrt uns vor allem eine wichtige

Sache: Glaube nicht alles, was du denkst. Du bist nicht deine Gedanken – ebenso wie du nicht dein Körper bist.

Gedanken zu Freunden machen

Unsere Gedanken können die größten Lügner sein, die hinterlistigsten, irreführenden „Freunde“, die erstaunlichsten Heuchler …
Sie erzeugen buchstäblich täglich Krankheit. Die „Farbe“ und das „Gewicht“ menschlicher Gedanken entscheidet ständig über das Schicksal der Welt.

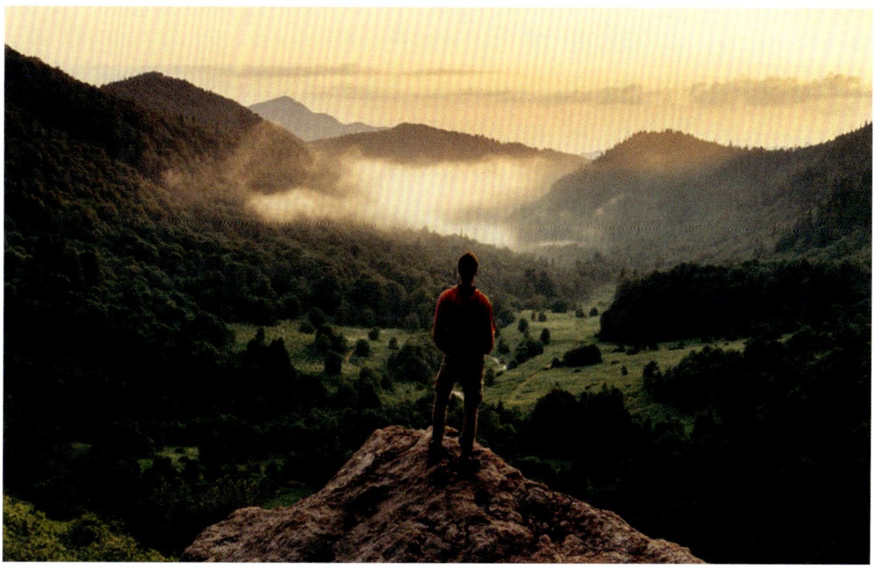

Die Gefahr der Gedanken besteht darin, dass sie uns so nah sind. Sie drängen sich ständig auf – und zwar innerhalb von Mikrosekunden. Wie viele Gedanken denken Menschen täglich? Im Durchschnitt 40.000 – 50.000.

Der Einfluss ihrer „Wellenfunktion“ ist ungeheuer. Die meisten von ihnen sind nur Müll, da wir noch nicht die Fähigkeit entwickelt haben, sie zu lenken. Es ist wichtig, sich daran zu erinnern, nicht allen von ihnen zu glauben.

Die Meditation stärkt jenes Element, das wir den „stillen Zeugen“ in uns nennen können (Sanskrit „Sakshi"). Er ist derjenige, der sowohl an unserem Denken und Fühlen teilnimmt und uns mühelos anleitet, geistiges und emotionales Fehlverhalten zu korrigieren.

Lasst uns nicht vergessen: Hinter dem schwätzenden Lärm der Gedanken verbirgt sich unsere Freiheit – die Freiheit, positives Denken mit einem positiven Fühlen abzustimmen – und die Kunst, feine, kraftvollere Ebenen des Denkens zu erfahren – Gedanken, die immer näher an unserem Wesen sind, wenn wir in Frieden mit uns selbst sind! In gewisser Weise sind wir also verantwortlich für unsere Gedanken!

Mit jedem Gedanken beeinflussen wir nicht nur unsere innere Welt, sondern auch unsere Umgebung, unseren Partner, unsere Familie, Freunde -

alles und jeden weit und breit. Das subtile Quantenfeld verbreitet Frieden oder Krieg, Gesundheit oder Krankheit überall. Mit unseren Gedanken wählen wir unser Schicksal.

Da wir als Menschen über ein kortikales und ein neokortikales Gehirn verfügen, erinnert uns die Weisheit der Vorfahren an unsere eigenen Möglichkeiten, jenseits der oberflächlichen Denkebene durch Meditation in unsere natürliche innere Stille zu tauchen und – beim Herauskommen – unsere Gedanken und Gefühle mit mehr Gewahrsein zu erfahren. Das nannte Buddha „Achtsamkeit" („Sati") – sich des mentalen „Zirkus" bewusst zu sein, der „Schnappschüsse

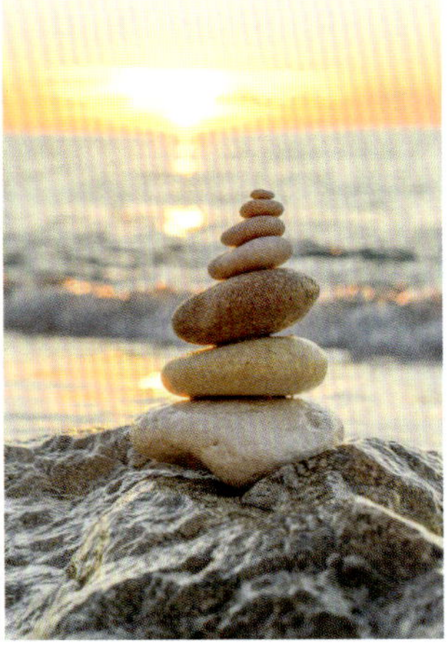

und Fallstricke“ der Gedanken – von der Ebene der Lücke aus, die zwischen Denken und Sein liegt.

Unser Denken mit ätherischen Ölen neu programmieren

Was hat dies nun mit ätherischen Ölen zu tun? Nun, das Unglaubliche ist, dass uns Düfte auch tiefer zu unserem inneren Sein führen können. Düfte haben einen direkten Zugang zu unserem limbischen System. Dort vollzieht sich jede Menge vorgedanklicher Aktivität.

Bevor ein Gedanke auf der Ebene des Neokortex im menschlichen Gehirn geformt wird, wird er in gewisser Weise von dem älteren Gehirnsystem „vorgeformt“, das wir mit Affen und anderen Tieren teilen.

Und da das Denken – wie wir sehr wohl wissen – so ein wichtiges Element im Spiel des Menschseins darstellt, sollten wir mit allen natürlichen Mitteln auf jenen Teil in uns zugreifen, der die ganze Zeit unser Denken und Fühlen beeinflusst.

Geruchserfahrungen oder „Riechtherapie“ mit ätherischen Ölen haben gezeigt, dass wir unser Denken und Fühlen natürlich und spontan neu programmieren können. Riechen ist sowohl der erste und älteste unserer 5 Sinne als auch die älteste „Sprache“ im Bereich des Lebens. Darüber verfügen Düfte. Sie können uns sehr tief führen.

Wir sollten nicht vergessen: Auf unserer oberflächlichen Ebene sind wir ziemlich konditionierte Menschen. Auf einer tieferen Ebene sind wir ziemlich „wir selbst“ – jeder ein einzigartiger und freier Ausdruck des Lebens in all seinen unendlichen Farben und seiner Schönheit.

"Ätherische Öle sind Frequenzgeneratoren.

Als photonische Kraftblöcke energetisieren sie

das Gehirn und den ganzen Körper mit

zahlreichen Molekülen voller Elektronen.

Die Forschung hat gezeigt, dass jedes ätherische Öl

eine bestimmte bioelektrische Frequenz enthält,

die bei der Einatmung zu den sekundären Neutronen

im Riechkolben wandert, welcher Impulse zum

limbischen System und dem Zentrum

des Geruchsinns an der Gehirnbasis sendet.

Dann passieren sie zwischen Hypophyse

und Zirbeldrüse bis zum Mandelkern,

wo sich das Zentrum der Erinnerung

an Angst und Trauma befindet."

Centre for Alternative Medicine

Ätherische Öle können das Gehirn spontan neu programmieren. Die Kampf- und Fluchtreaktion des Mandelkerns im limbischen System wird gepuffert. Schmerz und Angst werden neu interpretiert. In einer bedrängenden Situation tauchen Momente der Leichtigkeit auf. Wir können wirklich sagen, dass Aromatherapie ein wunderbarer Weg ist, uns bei unserem ständigen Bedürfnis zu helfen, uns selbst, unseren Geist neu zu programmieren.

Wir können auch sagen, dass ätherische Öle uns helfen, unsere innerste Freiheit für ein ständig wechselndes, sehr persönliches, sehr freudiges, sehr evolutionäres „Programm" zu finden, welches wir jeden Tag selbst bestimmen und welches – gleichzeitig – durch die Gnade der Intelligenz des Universums in jeden Menschen eingeschrieben ist.

Auszug aus Navigating the Tides of Change:

„Die frühen Erinnerungen kommen umhüllt von Hitze. Die Schönheit von etwas Ungesehenem erfüllt meinen Körper und erfreut mich, lebendig zu sein. So geschah es, dass meine erste Rose durch den Duft zu mir gelangte, am Anfang der heißen Jahreszeit, wenn die Rosenbüsche voll erblühen. Ihre Form sah ich damals noch nicht, denn etwas anderes war geweckt worden – eine Sehnsucht, die mein Herz erfüllen sollte.

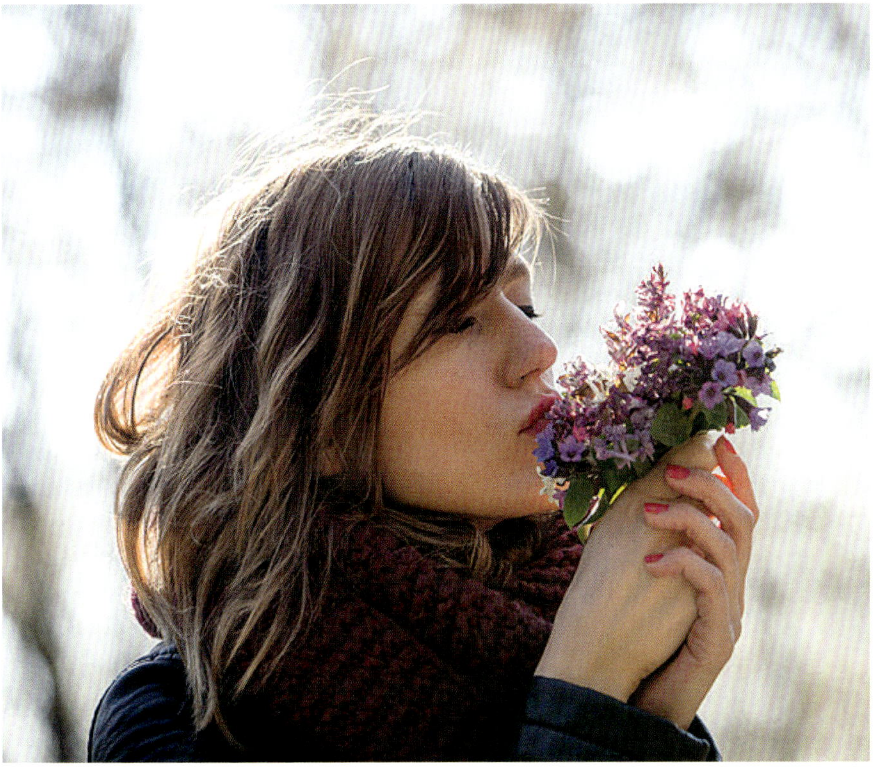

Weißt du, dass die Pflanzenessenzen wie die sanften Berührungen eines Engelflügels sind? Es liegt an dir, ob du dich umwendest oder nicht, um ihre Schönheit zu sehen.

Ich verweile bei vielen Düften – Nelke, Myrrhe, Weihrauch, Orangenblüte, Rose – und so vielen anderen. Sie sind meine Freunde und sie werden auch dir helfen, wenn du ihnen dein Herz öffnest.

Manchmal lasse ich meine Hände über viele Düfte gleiten, die nun in meiner Nähe sind, ich fühle, wie die Rose wieder im Raum meiner Erinnerung erblüht.

Ich bete, dass ich es nie vergessen möge, bis mich die Sehnsucht meines Herzens schließlich von Angesicht zu Angesicht mit dem Höchsten gebracht hat.

Denn sieh, die verborgene Hand der Heilung, welche die Schmerzen dieser Welt lindert, kommt aus einer jenseitigen Welt. Sie kommt als Duft auf den Winden der Seele.“

David La Chapelle, Navigating the Tides of Change

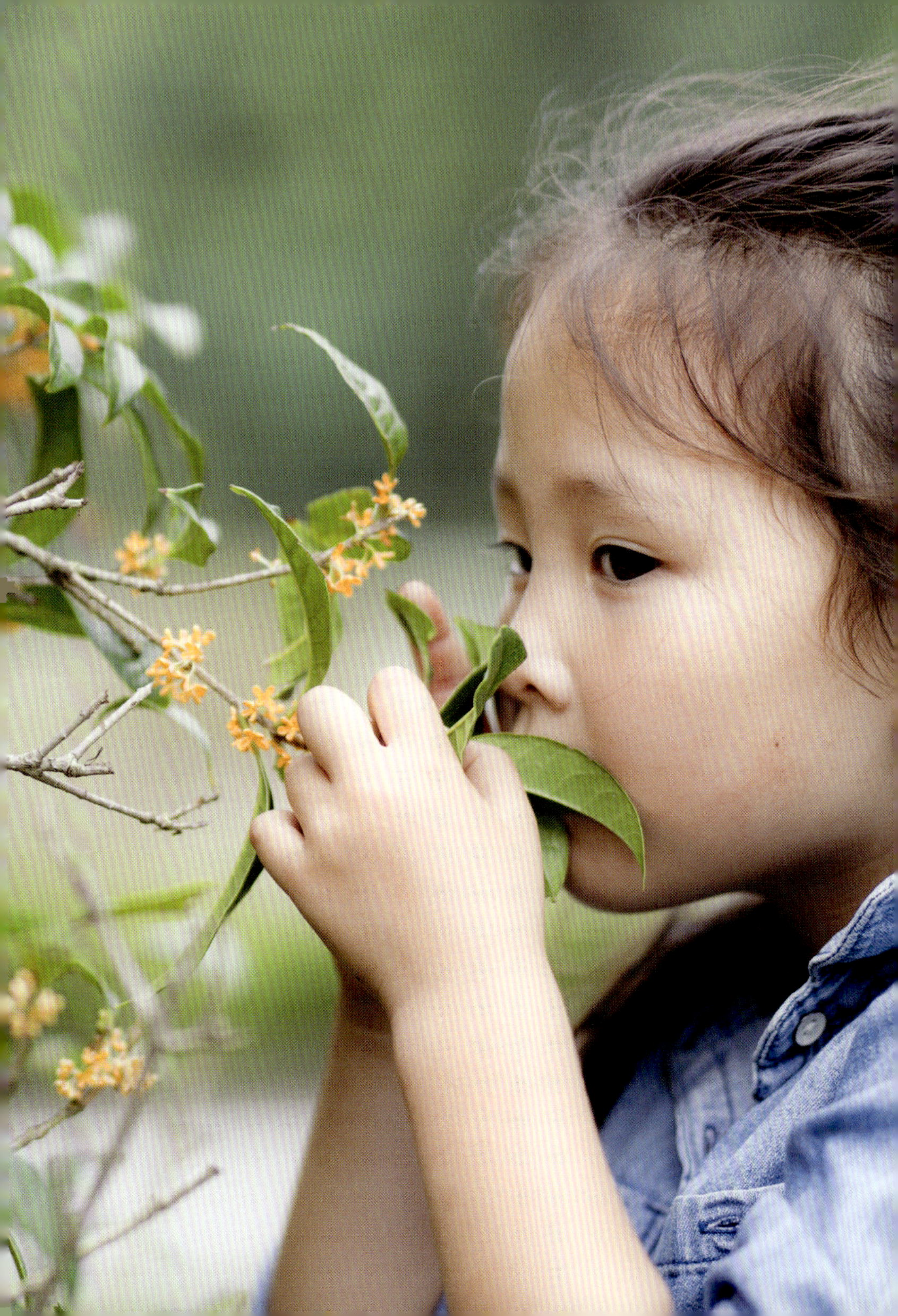

Wie können uns ätherische Öle bei emotionalem Stress helfen

Aromatische Substanzen beeinflussen in beträchtlicher Weise unsere Emotionen und können tief auf unsere Psyche einwirken, indem sie den Geist entspannen und unsere spirituelle Ebene anheben. So greifen auch ätherische Öle mit ihrer konzentrierten aromatischen Wirkkraft merklich in unseren Geist und unsere Emotionen ein.

Man geht davon aus, dass unser Geruchssinn zehntausend Mal präziser als alle anderen Sinne arbeitet. Einmal aufgenommen, gelangt Duft schneller ins Gehirn als jedes optische oder akustische Signal. Unser Riechvermögen ist direkt an unsere emotionalen Befindlichkeiten und Verhaltensweisen gekoppelt, oft von Kindheits Beinen an in uns gespeichert. Als einziger der fünf physischen Sinne ist der Geruchssinn unmittelbar mit dem limbischen System des Gehirns verbunden – mit Angst, Depression, Furcht, Zorn und Freude. Sie alle finden ihren physischen Ausdruck innerhalb dieser Hirnregion.

Den Duft eines ätherischen Öls einzuatmen bedeutet, dass die Duftmoleküle die Nase hoch wandern, wo sie dann von den Nerven der olfaktorischen Membranen innerhalb der nasalen Nervenbahnen registriert werden. Die Duftmoleküle stimulieren diese Leitungsbahnen der Nervenzellen und lösen elektrische Impulse aus, welche dann an das olfaktorische Zentrum im Gehirn weiter geleitet werden.

Von diesem Riechzentrum aus gelangen dann besagte Impulse zum limbischen System, welches man oft als unser emotionales Kontrollzentrum betrachtet. Da nun das limbische System direkt mit jenen Teilen des Gehirns verbunden ist, welche Herzschlag, Blutdruck, Atem, Gedächtnis, Stress-Level und hormonelles Gleichgewicht kontrollieren, kann von ätherischen Ölen ein beträchtlicher physiologischer und psychologischer Einfluss ausgehen.

Hat nicht jeder schon einmal bemerkt, wie ein gewisser Duft Erinnerungen und Emotionen auszulösen vermag, bevor man dessen überhaupt bewusst gewahr wurde? Wenn wir riechen, reagieren wir, bevor wir denken.

Alle anderen physischen Sinne werden durch Reizleitungsbahnen über den Thalamus geschaltet, der als Hirnschalter funktioniert, indem er die sensorischen Reize an die Hirnrinde weiter leitet (dem bewussten Denkzentrum) und andere Hirnareale.

Bio-spirituelles Heilen geht ein Bündnis miteinander ein, Licht in unser Leben zu bringen mittels der Hilfe erstaunlich subtiler aromatischer Moleküle.

Ätherische Öle vermitteln uns Zugang zu gespeicherten oder vergessenen Gedächtnisinhalten und verdrängten Gefühlen in der Weise, dass wir in die Lage geraten, sie anzuerkennen, sie zu integrieren oder zu entladen.

Das Wort „Emotionen" kann man übersetzen als „Energie-in-Bewegung". Emotion bedeutet so viel wie energetische Bewegung durch unseren Körper. Diese emotionale Energie feuert in der Tat mit höherer Geschwindigkeit als unser Denken. Gedanken und Bilder mögen Sekunden oder Minuten brauchen, um eine Erinnerung auszulösen, wohingegen ein Duftreiz einen Gedächtnisimpuls innerhalb von Millisekunden auszulösen vermag.

Unterdrückte Emotionen können verheerenden Schaden in unserem Leben anrichten, da sie nicht selten die Grundlage von Depressionen, Angst und Furcht sind. Ätherische Öle können uns helfen, diese Emotionen an die Oberfläche zu bringen und los zu lassen, in welcher Region auch immer unseres „psychosomatischen Systems" sie abgespeichert sein mögen, um den Terminus des berühmten Neuro-Physiologen Candace Perth zu benutzen.

1992 entdeckte man Sesquiterpene und Sesquiterpenole (enthalten z.B. in den ätherischen Ölen von Sandelholz, Myhrre, etc.), welche die Blut-Hirnschranke durchbrechen können und die Amygdala beeinflussen, eines der Hirnareale, welches emotionale Traumata verzeichnet und abspeichert. Durch Inhalation vermögen gewisse ätherische Öle auf der DNA-Zellebene den Inhalt eines emotionalen Traumas vollständig zu löschen. Dr. Joseph Ledoux der New York Medical University geht davon aus, dass die Wirkung einer Dampfinhalation solcher Öle auf die Amygdala-Drüse einen erheblichen Durchbruch bedeuten mag im Hinblick auf die Auflösung gespeicherter emotionaler Traumata.

Der synergetische Effekt beim Riechen eines ätherischen Öls hat Einfluss auf die energetische Schwingungsfrequenz unserer Zellen und hilft uns dadurch, uns auf allen Ebenen zu heilen, sowohl physisch wie emotional und spirituell. Wir können den unglaublichen Reichtum der Düfte der Natur nur bestaunen als einen Ausdruck der integralen Harmonie der Schöpfung selbst: sie setzt diese Düfte nicht bloß als Mittel der Inter- Kommunikation innerhalb des Pflanzen-

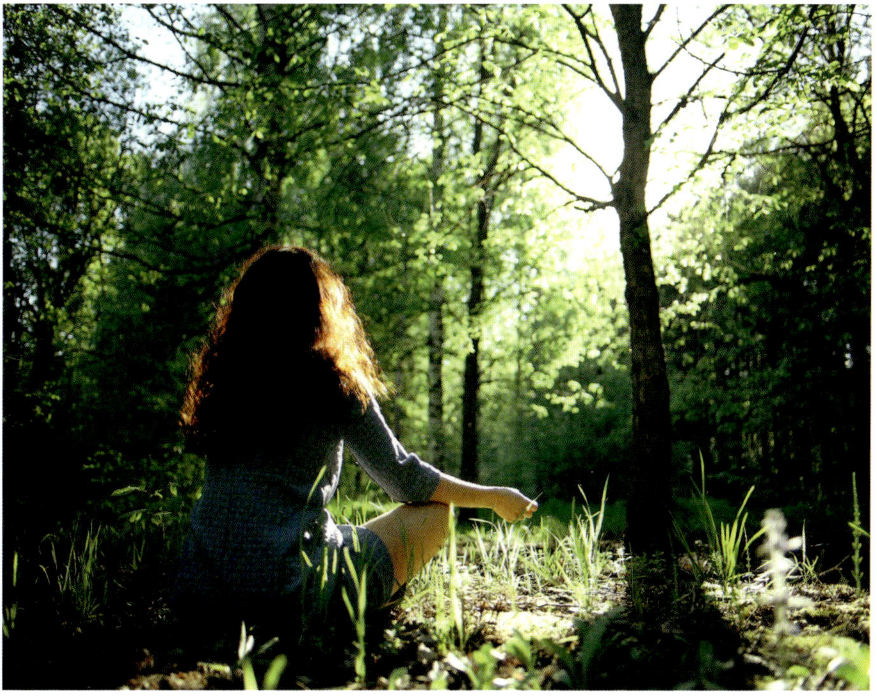

und Tierreichs ein, sondern benutzt sie gleichzeitig „als eine Heilrezeptur" für alle lebenden Wesen. So verbindet uns also unser Geruchssinn und die Welt der Düfte mit der tiefsten Schicht von uns selbst, welche stets in Zufriedenheit und Freude schwingt.

Duftmeditation mit einem ätherischen Öl

Verbinde dich vor deiner Meditation mit deiner Intuition und greif dir ein ätherisches Öl aus deinem Aromatherapie-Set heraus. Vertraue dir und deinem Bauchgefühl. Dies ist dann das Öl für die Arbeit während deiner Aroma-Meditation.

Lass dich an einem ruhigen und friedlichen Platz nieder. Benetze einen Duftstreifen oder ein kleines Tuch mit ein paar Tropfen des von dir gewählten Öls.

Schließe deine Augen und lenke deine Aufmerksamkeit ungefähr eine Minuten lang auf deinen Atem, um deinen Geist zu beruhigen. Sobald sich das Gefühl der Entspannung ausbreitet, beginne, den Duft deines Öls zu riechen. Lass dich von dem wunderbaren Aroma durchdringen und beobachte, was innerhalb deines Körpers und deiner Emotionen passiert. Versuche nicht, es zu analysieren – sei einfach im Augenblick und lass alles los. Die Kraft des Öls nimmt sich deiner an und hilft dir, das was nötig ist, aufzulösen und auf der Stelle zu heilen.

Praktiziere diese Meditation 5-10 Minuten lang und ruhe dich dann aus. Du kannst deine Erfahrung in dein Aroma-Tagebuch eintragen. So oft du magst, kannst du diese Meditation üben mit Hilfe desselben oder eines anderen ätherischen Öls.

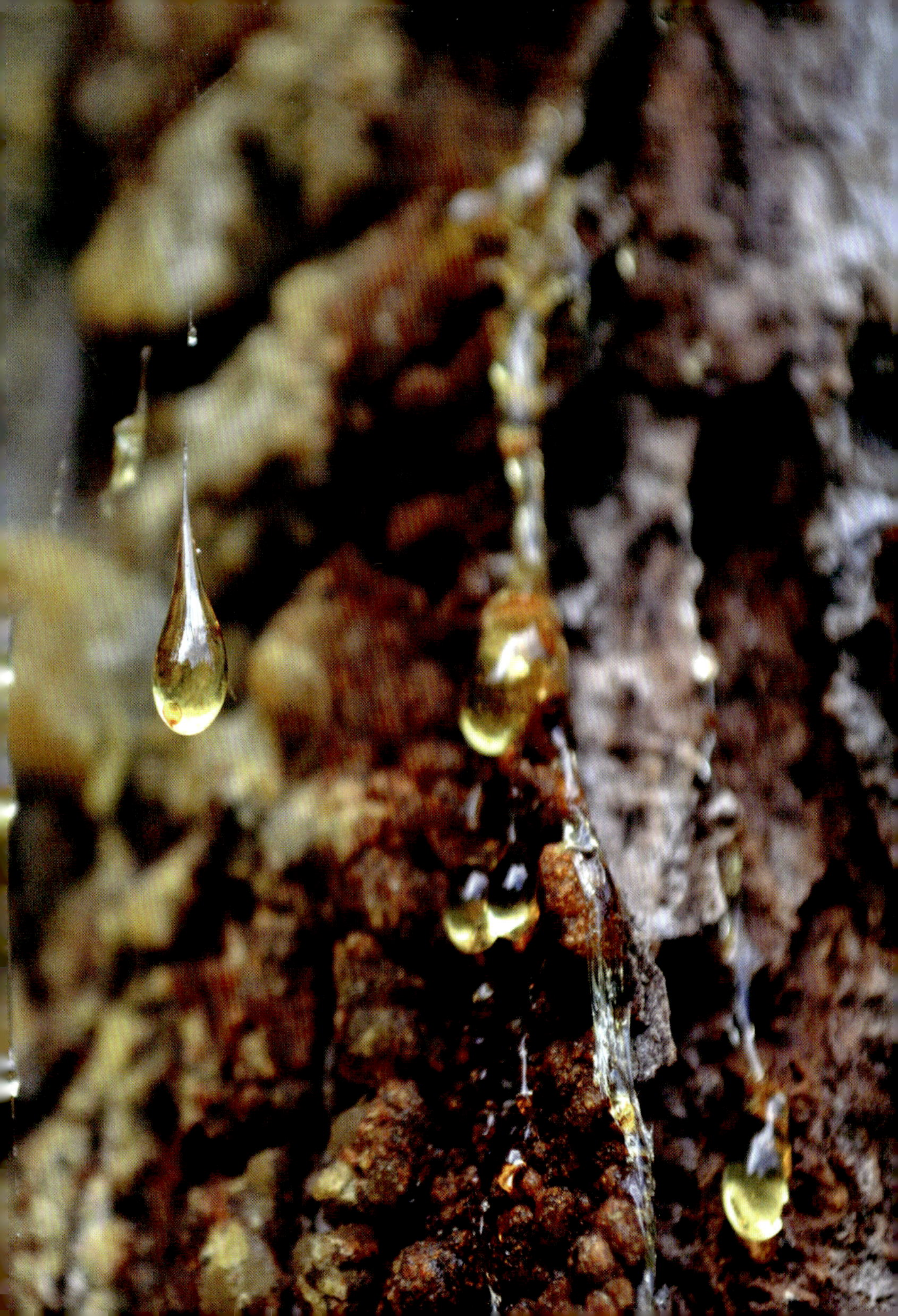

Myrrhe: Heiliges Harz

Das legendäre, kostbare Myrrhenöl (Commiphora myrrha), aus dem sonnenverwöhnten, tropischen Harz gewonnen, kommt seit der Antike bei sakralen Ritualen und aufgrund seiner verjüngenden Wirkung auf Körper und Geist zum Einsatz. Die Myrrhe entstammt den östlichen Regionen Afrikas, ihr ätherisches Öl gewinnt man mittels Dampf-Destillation aus dem Harz eines dornigen, strauchartigen Baumes. Es hat ein würzig-warmes, erdiges und leicht süßliches Aroma mit einem gewissen bitteren Einschlag.

Ein Juwel in der modernen Aromatherapie mit seinen vielfältigen Vorzügen im Bereich von Wundheilung, Hautpflege sowie der Unterstützung von Kreislauf und Immunsystem, wirkt die Myrrhe als bedeutender Helfer gerade im Hinblick auf die weibliche Gesundheit.

Ein Breitband-Heiler

Griechische Soldaten wussten schon im Altertum um die erwiesenermaßen heilende Kraft der Myrrhe, indem sie duftende Kügelchen des Harzes in ihrer Kampfausrüstung stets mit sich trugen. Sie benutzten das Harz gegen alle Arten körperlicher Schwellungen, zur Abwehr von Wundinfektionen und als ein willkommenes Schmerzmittel im Falle von Quetschungen und Verstauchungen. Manchmal als „White rock opium" verkauft, galt Myrrhe als das populärste Schmerzmittel vor der Entdeckung des Opiums.

Die anti-septischen und entzündungshemmenden Eigenschaften der Myrrhe machen das Öl zu einem bevorzugten Teil des Reisegepäcks. Es schützt vor Infektionen kleiner Hautverletzungen oder Wunden und kann seiner großen Haut-Toleranz wegen direkt aufgetragen werden. Vergleichbar mit vielen Harzen und balsamischen Ölen wie Benzoe und Weihrauch, bildet das Myrrheöl einen Schutzmantel über der Wunde, indem es eine anti-septische Barriere schafft. Im Notfall sollte man nicht vergessen, ein paar Tropfen des

Öls direkt auf eine Schürfwunde zu reiben, da die hautreizende Wirkung des Öls äußerst gering ist. Darüber hinaus kann man das Öl bei Beschwerden wie Ekzemen, Druckschmerzen und Hämorroiden benutzen.

Myrrhen-Öl findet Anwendung seiner antibiotischen Wirkungen bei Beschwerden wie Fieber, Nahrungsmittel-Vergiftung, Husten, Erkältung und Bronchitis. In Anwendung bei Mundspülungen wirkt es dem Zahnfleisch wohltuend und hilft gegen Mundgeruch, Rachengeschwüre und Zahnfleisch-Entzündungen.

Myrrhen-Öl wirkt auch gegen Pilzbefall bei inneren oder äußeren Infektionen. Nimmt man all diese Eigenschaften zusammen, mag man den Einsatz der Myrrhe im alten Ägypten verstehen, insbesondere bei den Einbalsamierungsritualen für den Erhalt der Körper der Pharaonen.

Stärkende Wirkungen für das Kreislauf- und Immunsystem

Myrrhen-Öl ist hervorragend für die Anregung der Blutzirkulation und für die Sicherung einer angemessenen Sauerstoffversorgung des Gewebes: Stoffwechsel-Funktionen werden reguliert, das Immunsystem wird angeregt. Die traditionelle Chinesische Medizin betrachtet die Myrrhe als Blutreiniger und noch spezieller als Menstruationsmittel.

Durch Stimulation des Blutflusses in der Gebärmutterschleimhaut vermag Myrrhe in der Tat die Menstruation zu normalisieren und die mit der weiblichen Regel einhergehenden Stimmungsschwankungen auszugleichen. Als hervorragendes Öl für Frauen ist es allerdings während der Schwangerschaft kontraindiziert, da es den Uterus stimuliert.

Ein verjüngendes und schützendes Heilmittel

Im Ayurveda wird das Myrrhen-Öl für die Herstellung der Rasayanas (natürliche Rezepte für die Förderung optimaler Gesundheit) benutzt – aufgrund seiner verjüngenden, kräftigenden und stärkenden Eigenschaften.

Heutzutage wird es auch in kosmetischen Mitteln mit Anti-Aging-Wirkung eingesetzt. Als ein wirksames Antioxidans schützt es die Haut vor Schäden durch freie Radikale.

Mit seinem hohen Gehalt an Furanoiden (ca 20%) mit ihren starken photo-sensitiven Eigenschaften verfügt die Myrrhe über die einzigartige Eigenschaft, die Haut vor der UV-Strahlung zu schützen, eine Fähigkeit, die es der Verbindung von Furanoiden mit anderen Komponenten, speziell den Sesquiterpenen, verdankt. Im alten Ägypten hat man die Myrrhe sogar als Sonnenschutz-Mittel eingesetzt.

Forschungsergebnisse verweisen auf die krebshemmenden Eigenschaften der Myrrhe. Gemäß einer Studie von 2011 (Shulan et al., 2011) fand man heraus, dass die Myrrhe in der Lage ist, die Zellteilung und Vermehrung menschlicher Krebs-Zellen zu reduzieren. Wissenschaftler entdeckten, dass Myrrhe das Zellwachstum bei acht unterschiedlichen Krebs-Zellen blockiert, insbesondere im Bereich weiblicher Erkrankungen. Zwar bedarf es weiterer Untersuchungen, um die Wirkungen der Myrrhe für die künftige Krebsbehandlung nachzuweisen, der Forschungsansatz allerdings ist vielversprechend.

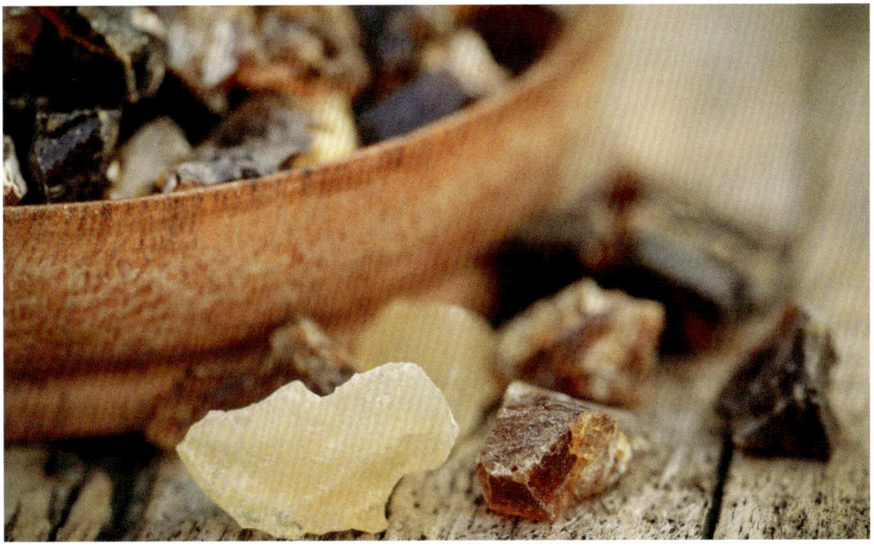

Psycho-emotionale Wirkungen

Myrrhen-Essenz entspannt mental und fördert erholsamen Schlaf. Aufgrund seines hohen Gehalts an Sesquiterpenen, Verbindungen mit einem direktem Einfluss auf die Hypophyse, den Hypothalamus und die Amygdala, erzeugt Myrrhen-Öl ein Gefühl von innerem Frieden, indem es unsere Emotionen harmonisiert. 1992 fand man heraus, dass Sesquiterpene und Sesquiterpenole (speziell vorkommend in den Essenzen von Sandelholz, Myrrhe etc.) die Blut-Hirn-Schranke durchbrechen und auf die Amygdala einwirken, dem Hirn-Areal, das verantwortlich für die Speicherung emotionaler Traumata ist.

Das warme, amberartige Aroma der Myrrhe erzeugt die perfekte Atmosphäre für die Meditation.

Als heilige Substanz hochgeschätzt, diente die Myrrhe über weite Zeiträume hinweg als ein Begleiter für Männer und Frauen vieler Länder, die die physische

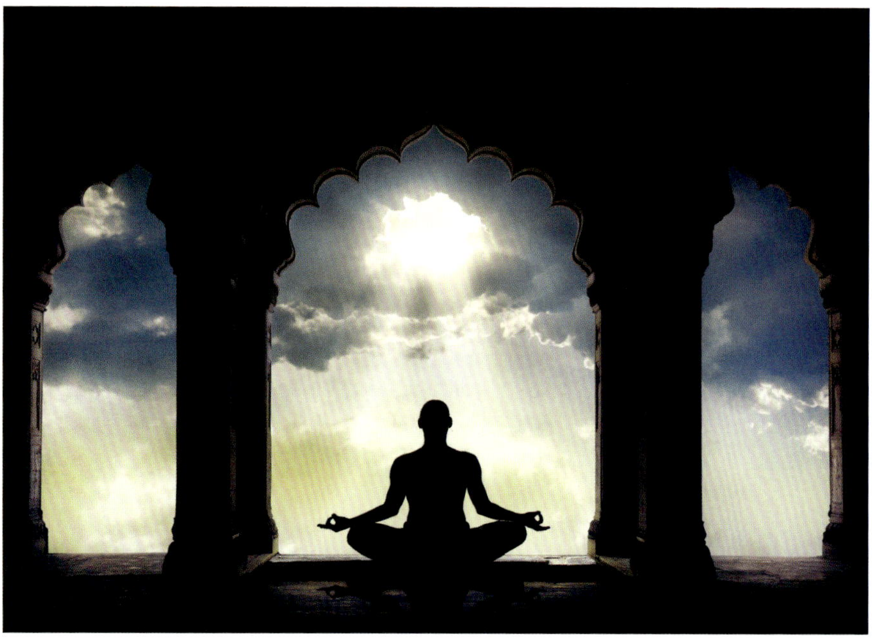

mit der spirituellen Ebene positiv verbinden möchten. Durch den erstaunlichen ethno-therapeutischen Austausch zwischen den unterschiedlichen Kulturen der Welt unter Führung der modernen Aromatherapie wird die Magie der Myrrhe zu neuem Leben erweckt.

Einige Erfahrungsberichte

„Über ein Jahr lang hatte ich einen roten, fleckigen Hautausschlag auf meinem Gesicht, der nicht weggehen wollte. Ich probierte alles Erdenkliche aus: Salben, Cremes und Lotionen, in der Hoffnung dass es helfen würde. Erst nachdem ich die ätherischen Öle von Weihrauch und Myrrhe aufgetragen hatte, verschwand der rote, fleckige Ausschlag vollständig, UND es brauchte nur DREI Tage. Ich mache täglich weiter mit der Anwendung dieser Öle und der Ausschlag ist nicht wiedergekommen. Ihre heilenden Eigenschaften haben mich sehr überrascht."

William

„Ich hatte ein Plattenepithel-Karzinom auf meiner Nase und ein Basilar- Zell-Karzinom auf meiner Wange. Beides sind Hautkrebse. Ich fing an, Weihrauch-, Myrrhen- und Lavendel-Öl auf die betroffenen Hautareale aufzutragen, und alles ist vollkommen verschwunden."

Laura

„Ich bemerkte einen kleinen rundlichen Hautausschlag auf dem Gesäß meiner Tochter und wusste sofort, dass es Ringwurm, eine Pilzinfektion, war. Wir versuchten es mit allen möglichen gängigen Methoden. Chemie und Wochen der Behandlung ohne Erfolg. Ich wandte mich an Stefanie, meine naturheilkundliche Beraterin, auf der Suche nach einer Alternative. Nachdem ich zwei Tage lang die mir empfohlene Myrrhe auf das betroffene Areal aufgetragen hatte, verschwand alles. Weder traten bei der Anwendung Nebenwirkungen noch Schmerzen bei meiner Tochter auf. Dank euren ätherischen Ölen!"

Bridget

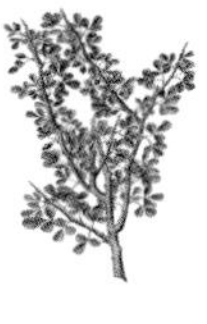

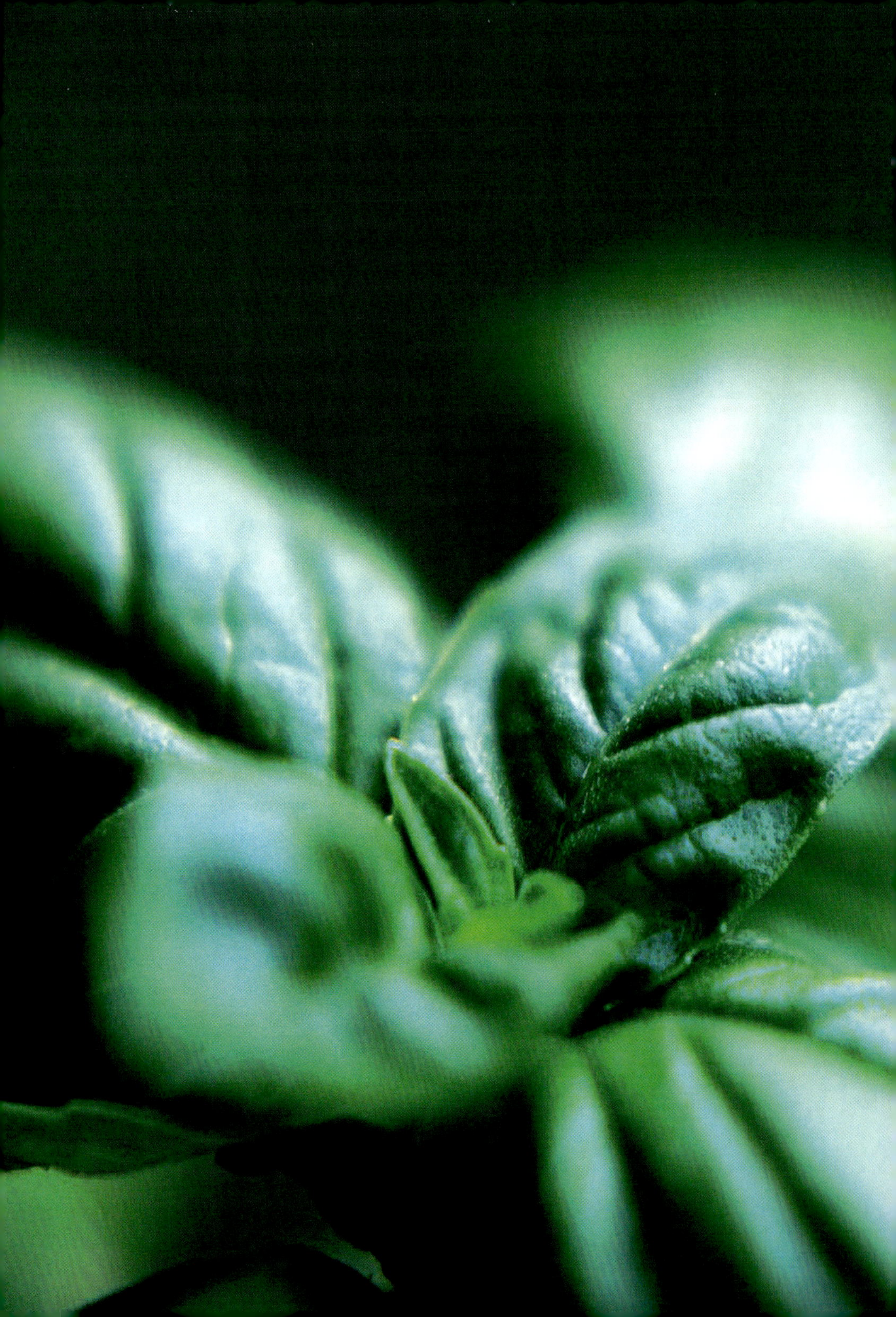

Ätherisches Öl aus Basilikum

Basilikum hat seine Wurzel in dem griechischen Wort „Basileus", was so viel wie König bedeutet und somit den außergewöhnlich hohen Rang dieser Pflanze beschreibt, den sie innerhalb der alten mediterranen Zivilisationen inne hatte. In der Tat ist Basilikum eines der königlichen ätherischen Öle, mit seiner kräftigenden Eigenschaft für Geist und Herz und seiner abwehrstärkenden Wirkung im Zusammenhang von Infektions-Krankheiten.

Diese Pflanze, zugehörig zur Familie der Minz-Gewächse und ursprünglich beheimatet in Indien und anderen subtropischen Regionen Asiens, wächst als niedriger Busch mit zarten hellgrünen, duftenden Blättern und weiß- bis rosafarbenen Blüten. Basilikum wird schon seit über 5000 Jahren kultiviert und gedeiht überall auf der Welt in Regionen mit stabilem und warmem Klima. Dort entfaltet das ganzjährige Gewächs die Strahlkraft seines süß-scharfen Aromas.

Basilikum, mit seinem anis-ähnlichen Duft, kommt in mindestens zwölf Pflanzen-Typen vor, die unterschiedlichen Böden und Landschaften entstammen und den Erfordernissen der traditionellen Küche und der Medizin dienen. Am verbreitetsten ist das süße Basilikum. Zu anderen bekannten Typen zählt das Zimt-Basilikum, das Thai-Basilikum, das Lemon-Basilikum, das Heilige Basilikum (Tulsi) und das rubinrote Basilikum.

Gewinnung des ätherischen Öls

Das ätherische Öl wird per Dampf-Destillation aus dem voll erblühten Gewächs gewonnen. Es ist von leicht gelblicher Farbe. Seine Chemo-Bestandteile umfassen a-Pinen, Myrcen, Limonen, Cisocimen, Campher, Linalol, Methyl, Chavicol, y-Terpineol, Citronellol, Geraniol, Methyl Cinnamat und Eugenol, abhängig vom jeweils pflanzenspezifischen Chemo-Typ.

Mit seiner frischen und unwiderstehlichen Geschmacksnote wird Basilikum sofort mit mediterranen Rezepten der italienischen Küche in Zusammenhang gebracht. Es behauptet sich aber gleichzeitig als außergewöhnliche Heilpflanze.

Traditionelles Heilen mit Basilikum

Unter Berufung auf eine uralte und gut bezeugte Tradition rechnet man dem Basilikum eine stattliche Anzahl von heilerischen Wirkungen zu:

- Es besticht durch seine reinigenden und energetisierenden Eigenschaften, hilft bei Fieber, Erkältung, Grippe und Erkrankungen der Atemwege. Gleichzeitig verstärkt es die körperliche Widerstandskraft gegen eine ganze Zahl verschiedener Arten von Mikroben, wie Parasiten und Bakterien.

- Weit verbreitet ist seine Anwendung in Salben bei Stoffwechselstörungen der Haut, nicht weniger als Bestandteil in Badeseifen und Shampoos zur Förderung von Haar-Wachstum.

- Seine krampflösenden Eigenschaften beweist es bei Menstruationskrämpfen und Herzbeschwerden.

- In Sachen Verdauung kann man auf Basilikum setzen, da es die Resorptionskraft der inneren Organe unterstützt und bei der Behandlung von Beschwerden wie z. B. Magenverstimmungen und -krämpfen, Blähungen sowie Verstopfungen wirkt, indem es die Sekretion der Verdauungsenzyme anregt.

- Bewährt hat es sich auch als wirksamer Schutz gegen Insektenstiche.

- Basilikum wurde zahlreichen wissenschaftlichen Tests unterzogen, um seine entgiftenden, blutreinigenden,

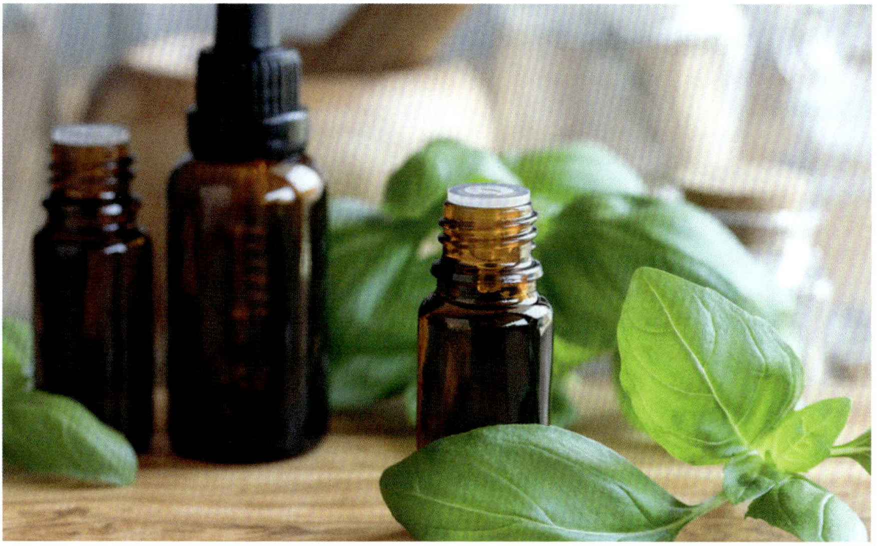

Blutzucker senkenden, milchfördernden und im Falle von Krebs Zellwachstum hemmenden Eigenschaften zu überprüfen.

- Dank seiner belebenden und entspannenden Eigenschaften stärkt es das Nerven-System und ist ein Mittel bei Stress und Angst. Es energetisiert im Falle von nervösem Kopfschmerz, Migräne, Vergesslichkeit, Schlafstörung und Depression.

Alte Wurzeln

Auf spiritueller Ebene wird Basilikum immer wieder mit Hingabe und göttlichem Schutz in Verbindung gebracht. Gemäß dem Ayurveda stärkt es die Verbindung zwischen Kopf und Herz. Es ist Krishna geweiht, dem Gott der Liebe und des Mitgefühls.

Seine ausgleichenden und stärkenden Eigenschaften für das Nerven-System begünstigen die Anwendung von Basilikum, wenn es darum geht, die Geist-Körper-Verbindung zu verbessern, die spirituelle Ebene anzuheben und die Intuition zu fördern.

Die „Unvergleichliche" oder „Königin der Kräuter", wie man die Tulsi-Pflanze in Indien auch nennt, hat nicht nur eine ungeheuer wichtige Funktion, wenn es um rituelle Opfer geht, sondern auch innerhalb des traditionellen indischen Alltaglebens. Dank seiner besonderen biologischen Bestandteile strahlt Tulsi den Segen Krishnas aus und wurde deshalb schon immer sowohl an Adelshöfen als auch in der häuslichen Umgebung angebaut. Dabei diente es nicht nur der Abwehr von Unheil, sondern auch dem Schutz vor Krankheiten, die von allen möglichen Insekten ausgehen.

Verwendung im Ayur-Veda

Im Hinblick auf die indische Heiltradition des Ayur-Veda erleichtert das heilige Basilikum als ärztlicher Helfer bestimmte Beschwerden, die mit dem Ungleichgewicht des Vata- und Kapha-Doshas einhergehen, mit spezieller Betonung des Nerven-, Atmungs- und Verdauungs-Systems.

Indem die Pflanze gewisse Hyper-Aktivitäten unserer psychosomatischen Disposition reduziert, kann sie das Gleichgewicht unterschiedlicher Ebenen unserer menschlichen Natur wieder herstellen.

Mit Blick auf derartig viele Vorteile, seine überlieferte Stellung im Rahmen religiöser Verehrung sowie seine beruhigenden Eigenschaften, lässt sich sagen: Basilikum steht da als ein „Krieger-König in der Gangart des Friedens".

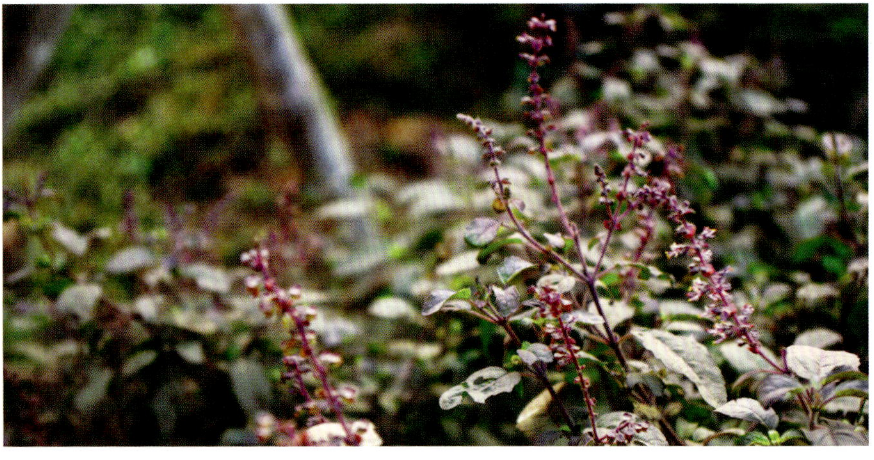

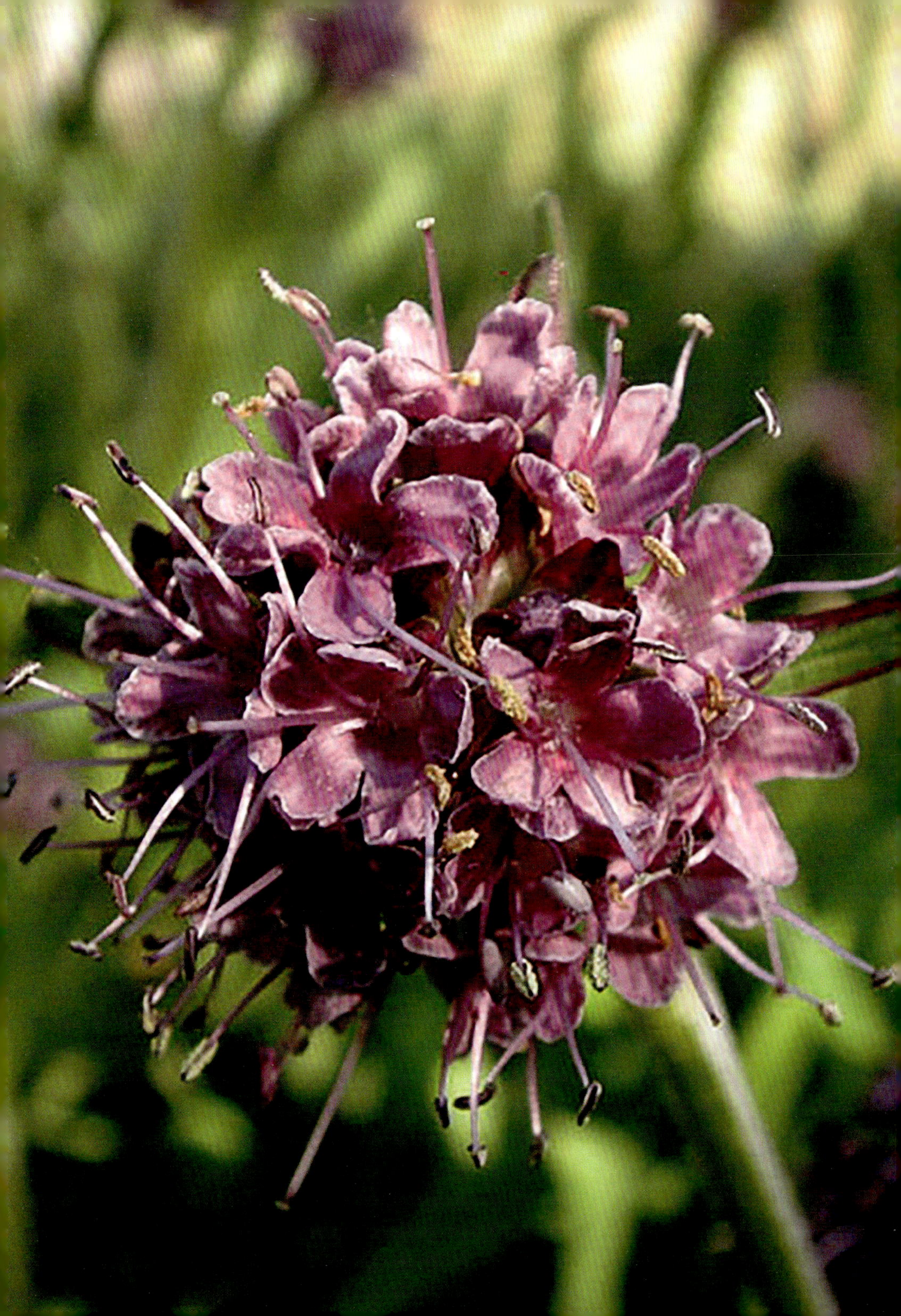

Narde (Jatarmansi)

Spender von Leben

Beheimatet im Himalaya, dem „Sitz der Götter", verkörpert die Narde seit Jahrtausenden eine der geheiligsten Essenzen – wegen ihrer spirituellen und auch ihrer medizinischen Eigenschaften.

Die Pflanze, deren lateinischer Name Nardostachys jatamansi lautet, entstammt den Feuchtregionen des Himalaya und wächst wild in Nepal, Bhutan und Sikkim auf Gebirgshöhen zwischen 3000 bis 5000 Metern. Spielarten von Narde gedeihen auch in China und Japan.

Der Name „Jatamansi" bedeutet im Sanskrit so viel wie „Spender von Leben" und zeigt an, wie hoch geschätzt diese wunderbare Arzneipflanze in den ethnobotanischen Lehrbüchern der altindischen Naturheilkunde, dem Ayurveda, schon immer war. Verwandt mit dem Baldrian, gehört die Pflanze zur Familie der Valerianaceae und ähnelt in Duft und Wirkung in mancherlei Hinsicht dem Indischen Baldrian. Die Narde ist ein ganzjähriges Gewächs und verfügt über eine starke holzige Wurzel mit einem Spross von 10-60 cm Länge.

Das ätherische Öl wird mittels Dampf-Destillation aus den zermahlenen und getrockneten Wurzeln der Pflanze gewonnen. 100 kg ergeben einen Liter an ätherischem Öl. Die chemischen Hauptkomponenten gliedern sich in Bornylacetat, Valeranon, Jonon, Tetramenthyloxatriccylodecanol, Menthylthymyl-ether und 1,8-Cineol.

Der Duft lässt sich als aromatisch, erdig und würzig beschreiben, verbunden mit einer warmen Note. Narde lässt sich gut mit Lavendel, Lemongras, Muskatellersalbei, Neroli, Patschouli und Vetiver verschneiden.

Die Narde ist eine heilige Pflanze

Im Altertum wurde die Narde schon seit den Zeiten des Hammurabi (2000 vor Christus) als heilig angesehen und für Rituale verwendet, wie es die Gesänge des Salomon beschreiben. Als solche blieb sie einzig den Königen,

Priestern und Initianden vorbehalten. Im Neuen Testament erfahren wir von der Salbung Jesu durch Maria Magdalena vor dem letzten Abendmahl. Einer alten Sitte gemäß salbte man zur Ehre eines besonderen Gastes dessen Kopf und Füße mit Nardenöl, was die hohe Wertschätzung bezeugt, derer sich die Essenz innerhalb jener Kulturen erfreute.

Der Wert dieses kostbaren Öls entsprach dem durchschnittlichen Jahreseinkommen einer Person zu jener Zeit. Später fand das Öl auch Anwendung bei den reichen Frauen des alten Ägypten und Roms in Form eines kostbaren Zusatzes in Mitteln der Schönheitspflege und in Parfums, kombiniert mit anderen blumigen Duftnoten. Durch die vormaligen Handelsrouten gelangte das Öl auch in verschiedene Länder der alten Welt.

Zeitgenössische Anwendung

Empirische Forschungen belegen dessen anti-entzündliche, anti-septische, fiebersenkende, beruhigende, sedative, abführende und stärkende Heileigenschaft. Ätherische Öle setzen sich aus sehr kleinen Molekülen zusammen und können dadurch die tiefsten Schichten von Körper und Bewusstsein mit ihren heilenden ganzheitlichen Wirkungen durchdringen. Dank ihrer strukturellen Komplexität und auch ihres raffinierten Aufbaus eignen sich diese Substanzen mit ihren flüchtigen Eigenschaften für vielerlei Anwendungs-Bereiche, indem man ihren Duft einfach nur einatmet oder ihr ätherisches Öl auf die Haut aufträgt.

Das ätherische Öl der Narde entfaltet darüber hinaus krampflösende Eigenschaften, deren starke heilende Wirkung sich im Falle von Epilepsie erweist. Es vermag die Herzfrequenz herab zu setzen, stärkt das Herz, gleicht kardiale Arrhythmien aus und greift regulierend in den Kreislauf ein, was den Blick, besonders in Verbindung mit Ylang Ylang, auf sein Blutdruck senkendes Potential lenkt. Darüber hinaus wirkt es ausgleichend im Hinblick auf das hormonelle System und hilft bei Magenverstimmungen.

Ähnlich dem Baldrian, aber noch stärker, wirkt Narde mit seinen beruhigenden Eigenschaften auf das Nerven-System. Personen, die an Schlafstörungen leiden, mag die Pflanze Linderung bringen. Darüber hinaus lässt sich sagen, das alle Organe, unter Einschluss des Verdauungs-Systems, von der ausgleichenden Wirkung und den heilenden Eigenschaften der Pflanze profitieren.

Kurt Schnaubelt schreibt in „Advanced Aromatherapy" über Narde: „Die äußere Anwendung des Öls beschert die erwünschte sedative Wirkung, sofern man das Öl über dem Herzen oder dem Solar Plexus einmassiert. Das Öl hat eine ausgesprochene Affinität zur Haut und ist eines der wenigen Essenzen, welche überhaupt Wirkung gegen Schuppenbildung zeigen."

Eine ausgleichende und beruhigende Pflanze

Die Narde ist mit beruhigenden und lindernden Eigenschaften ausgestattet, gerade was die psychologische Ebene angeht. Sie vermag das Nerven-System zu stabilisieren und den Geist nach Phasen außergewöhnlicher Erschöpfung zu regenerieren. Sie ist ein Mittel erster Wahl, wenn innere Standfestigkeit geboten ist.

Dieses spirituelle Öl vermag den Austausch zwischen den psychischen und physischen Aspekten des Menschen herzustellen, was es vorzüglich geeignet macht, tiefere Bewusstseinslagen während der Meditation zu erfahren.

Es ist ein hervorragendes Öl, um Gleichgewicht in unserem Leben zu finden und hilft uns auf dem spirituellen Weg mit seinem Wurzel-Aspekt, die Füße auf dem Boden zu halten, während sein Duft gleichzeitig die Seele für die Heimkehr zu ihrer göttlichen Quelle erhebt.

Entspannungs-Bad zur Erdung

Lydia Bosson liefert uns in ihrem Buch L'Aromathérape Énergétique (Energetische Aromatherapie) folgendes Rezept für Menschen, die sich ungeerdet und ängstlich fühlen:

Bereite ein heißes Bad mit einer Tasse Milch, einem Teelöffel Honig und 5-8 Tropfen Narden-Essenz. Du wirst sofort die beruhigende, erdende wie auch anhebende Wirkung dieses heiligen Öls verspüren.

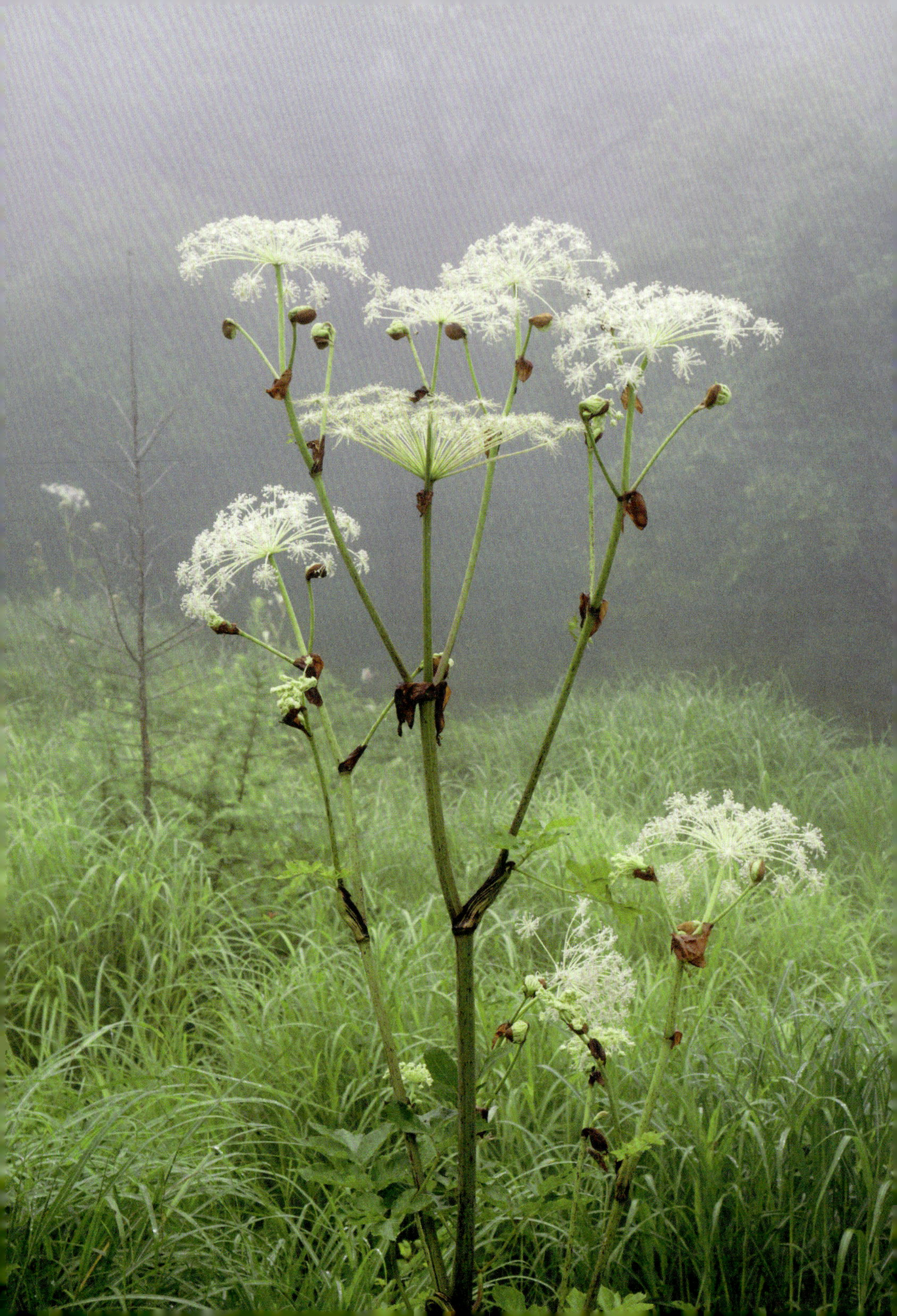

Angelikawurzel

Engel des Mutes und der Stärke

Wer immer dieser Pflanze den Namen verliehen hat, muss sich einer ungeheuer mächtigen, wahrlich himmlischen Energie bewusst gewesen sein, die sich hinter ihrer ohnehin schon erstaunlichen Erscheinung verbirgt. Allein ihre Höhe ist, für sich genommen, beeindruckend.

Die Angelikawurzel ist gewiss eine, wenn nicht sogar die Größte der Umbelliferae-Gewächse (Apiaceae). Kraftvoll erstreckt sie sich bis zu zwei Meter über dem Erdboden und breitet ihre mächtigen, samentragenden Schirme zum Himmel aus, während ihre Wurzel gleichzeitig tief in den Boden dringt, als wollte sie damit ihren Drang nach dem Höchsten ausgleichen.

Angelika ist eine Heilpflanze, welche dem Norden Europas entstammt, einer Region, die wegen ihres höheren Gehalts an bioaktiven Komponenten dem Gedeihen dieser Pflanze förderlich ist.

Schon die Wikinger führten Angelika in anderen Gegenden Europas ein – zu einem Zeitpunkt, als sie in Handelsbeziehungen mit deren Bewohnern traten. Die Pflanze war ein durchaus wichtiges Handelsgut und fand sogar ihren Einsatz als Währung für den Warenaustausch.

Der lateinische Name „Angelica archangelica“ entstammt der Geschichte eines französischen Mönches aus dem 17. Jahrhundert. Dieser Mönch berichtete über einen Traum, darin ihm der Erzengel Raphael, der Engel der Heilung, erschienen war, um ihm die Heilkraft dieser Pflanze zu offenbaren als ein Mittel gegen jene Seuche, welche Europas Bevölkerung zum dritten Mal in drei Jahrhunderten heimsuchte.

Angelika ist eine der wenigen Heilpflanzen, in welcher das Thema ätherische Öle buchstäblich die gesamte pflanzliche Gestalt besetzt.

Ätherische Öle finden sich an allen Stellen: in den Samen, im Stamm, in den Blättern sowie in der Wurzel.

Der würzig-frische und aromatische Duft des Öls der Angelikawurzel ist unmittelbar zu spüren, ist auffällig und nicht von der Hand zu weisen. Er erzeugt eine eindeutige Aura.

Das ätherische Öl der Angelika-Pflanze strahlt etwas aus von der Art: „Gib nicht auf! Bleib dran – nichts ist verloren. Hab keine Angst – fang neu an. Du bist stark – nichts kann dich umhauen!"

Ein Verbündeter für Körper und Seele

Ein Blick auf Angelika belehrt uns, dass alles an dieser Pflanze kraftvoll im Ausdruck ist, dabei gleichzeitig vollkommen verfeinert und von äußerst subtilen Energien durchdrungen.

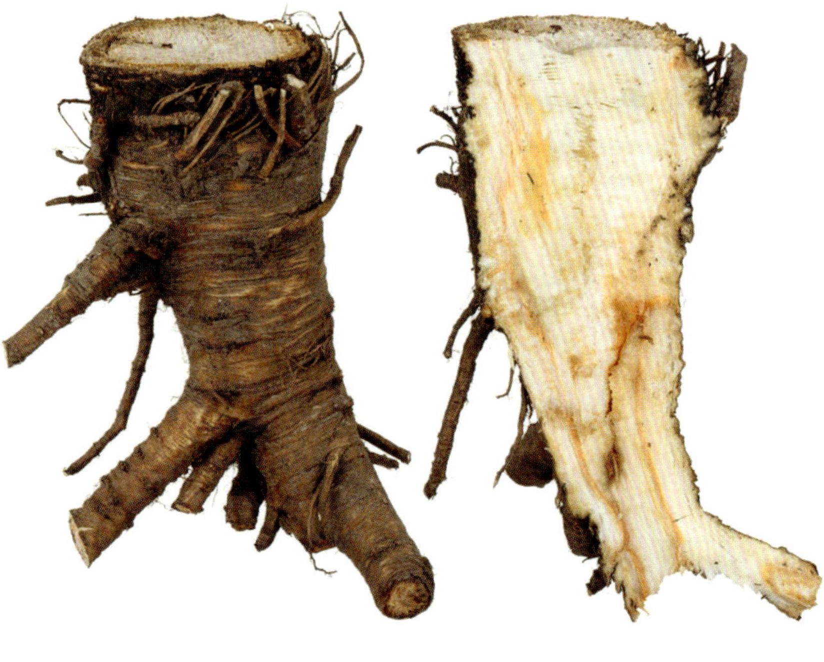

So ist es denn auch nicht erstaunlich, dass das Öl der Angelikawurzel eine hervorragende Rolle als Heilmittel gegen Ängste und Depressionen spielt – in seiner Eigenschaft als starkes Nerventonikum und als Aufbaumittel für unsere Energien. Selten findet man ein ätherisches Öl mit seinem primären Gehalt an Monoterpenen, dessen Wirkung so umfassend erdend und gleichzeitig kräftigend ist. Natürlich verfügt Angelika nicht über die subtilen, blumigen Noten des Jasmin-Öls oder des Tuberose-Öls, so wenig wie über die frischen, anregenden Noten der Zitronen-Verbena.

Doch die Pflanze hat etwas Einzigartiges und Lebendiges: Als Wurzel-Öl bezieht es seine unmittelbar helfenden Signale direkt aus der Erde, und dies insbesondere durch den Beitrag jener elementaren Duftkomponenten, den Monoterpenen, welche man in der Regel eigentlich häufiger in den Bäumen der Zitrus- und Koniferen-Gruppen findet. Monoterpene waren die ersten Duftmoleküle innerhalb der Natur, welche sich über die lange Spanne der Aroma-Evolution hinweg vor über 200 Millionen Jahren auszubilden begannen.

Es sind wärmende, kräftigende Zusammensetzungen, die es den Koniferen-Bäumen erlauben, extreme Höhen unter äußerst niedrigen Temperaturbedingungen zu überleben.

Angelika verwöhnt die physische und psychologische Struktur von Menschen gleichermaßen. Es beruhigt die Magennerven (wo Materie in Energie transformiert wird), hilft gegen Verdauungsbeschwerden und Flatulenz sowie bei Problemen auf der Basis von Stoffwechselstörungen wie Zellulitis oder Fettleibigkeit. Auf der anderen Seite bewirkt die cortico-mimetische Funktion seiner Hauptkomponenten (a- und b-Pinene, Limonene) die Freisetzung von Cortisol aus der Nebennierenrinde und hilft so, Schmerzen und Entzündungsreaktionen zu puffern sowie die Nieren-Region zu stärken, unsere „Lebensbatterien", wie sie die chinesische Medizin manchmal zu nennen pflegt.Die hormon-ähnlichen Eigenschaften gewisser monoterpenhaltiger Öle mit ihrer Wirkung auf die Achse „Hypophyse – Nebenniere – Keimdrüsen" finden ihren Widerhall in der Antwort der Nebenniere auf das Angelikawurzel-Öl. Seine wärmende Natur hilft auch in Fällen von Arthritis, Gicht und Rheumatismus.

Seiner balsamischen Natur wegen hat das Angelikawurzel-Öl darüber hinaus einen regulierenden Effekt auf die Schleimsekretion und macht es so zu einem guten Verbündeten bei Bronchial-Problemen, Sinusitis und Husten. Außerdem verfügt es über phantastische, hautschützende Eigenschaften, insbesondere wenn die Haut überlastet oder irritiert ist.

Das ätherische Öl der Angelika-Wurzel wird dir helfen, deine eigene, innere Stärke und Widerstandskraft neu zu entdecken. Zur Unterstützung von Verstand und Geist möge man das ätherische Öl der Angelikawurzel in einer Duftlampe auf sich wirken lassen, vielleicht in Verbindung mit Zitrone oder Lemongras.

Die in dem Öl enthaltenen, bitteren Substanzen spielen außerdem eine wichtige Rolle bei der Krebsabwehr.

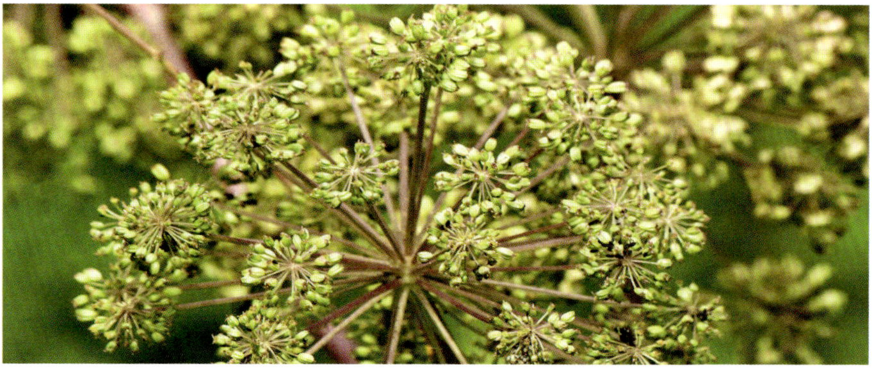

Es ist eine äußerst wirksame, bitter schmeckende Medizin für einen schwachen Magen oder ein angeschlagenes Verdauungssystem und hilft auch in Fällen von Dyspepsie (Verdauungsstörung im Oberbauch) und Flatulenz (chronische Blähungen). Es regt die Produktion von Verdauungssäften an, ist besonders hilfreich bei nervöser Gastritis und gilt als ein bevorzugtes Heilmittel gegen Magenprobleme.

Abgesehen von seiner Heilwirkung hat es eine beruhigende und ausgleichende Wirkung auf das Nervensystem. In dieser Eigenschaft stellt es eine ideale Verbindung dar, da doch viele Störungen im Bereich des Magens durch nervöse Spannungen und Ängste erzeugt werden. Bei Schwäche-Anfällen gebe einen Tropfen von unverdünntem Angelika-Öl in die Handfläche, reibe beide Hände kräftig gegeneinander und halte sie dann unter Gesicht und Nase. Atme tief durch! Du wirst die stärkende Wirkung schnell verspüren.

Dies ist gleichermaßen hilfreich in Fällen von Übelkeit, Schwäche und Angst beim Reisen.

Eine Psycho-Kraftpflanze

Vor allem jedoch ist Angelika eine psycho-spirituelle Kraftpflanze, stets überraschend neu in ihrer Eigenschaft zu erden und zu kräftigen. Seine psycho-aktive Energie unterstützt jene, die sich vernachlässigt oder von Umständen erschlagen fühlen und stärkt jene, die an Angst leiden durch Mangel an vitaler Energie und in Fällen „wo sie den Boden unter ihren Füßen verloren haben".

Angelika schenkt uns den Kontakt mit der Wirklichkeit zurück, der uns leben lässt. Direkt und unmittelbar wirkt die Pflanze auf unsere Hirnchemie. Sie entbindet Neurotransmitter, die unsere Wachheit stärken, verbunden mit einem Drang nach Leben und Existenz und einhergehend mit einem positiven Blick auf Welt und Zukunft.

Angelika, wie die deutsche Aroma-Therapeutin Ruth von Braunschweig schreibt, beeinflusst das Noradrenalin – „es vermittelt ein Gefühl von Wachheit und Optimismus" – und wirkt möglicherweise sogar auf die Produktion von Dopamin. Diese „schöpferischen Hormone" helfen unseren Gedanken, alte, ausgetretene Pfade loszulassen. Sie aktivieren Beweglichkeit, Vorstellungskraft, Intuition und steigern gleichzeitig unsere Wahrnehmungsfähigkeit, während sie uns sanft aus Traurigkeit und Melancholie herausgeleiten.

Angelika vermittelt ein „engelhaftes" Vertrauen und Mut. Es ist einer der großen Helfer in der kritischen Übergangsphase unseres Planeten und seiner menschlichen „Kolonisatoren". Zugang zu höheren planetaren Energien – insbesondere mit Hilfe von Heilpflanzen – wird von Pionieren im Feld der natürlichen Selbstheilungskräfte zunehmend entdeckt werden.

Angelica – ein Erzengel mit strahlendem Mut und Stärke.

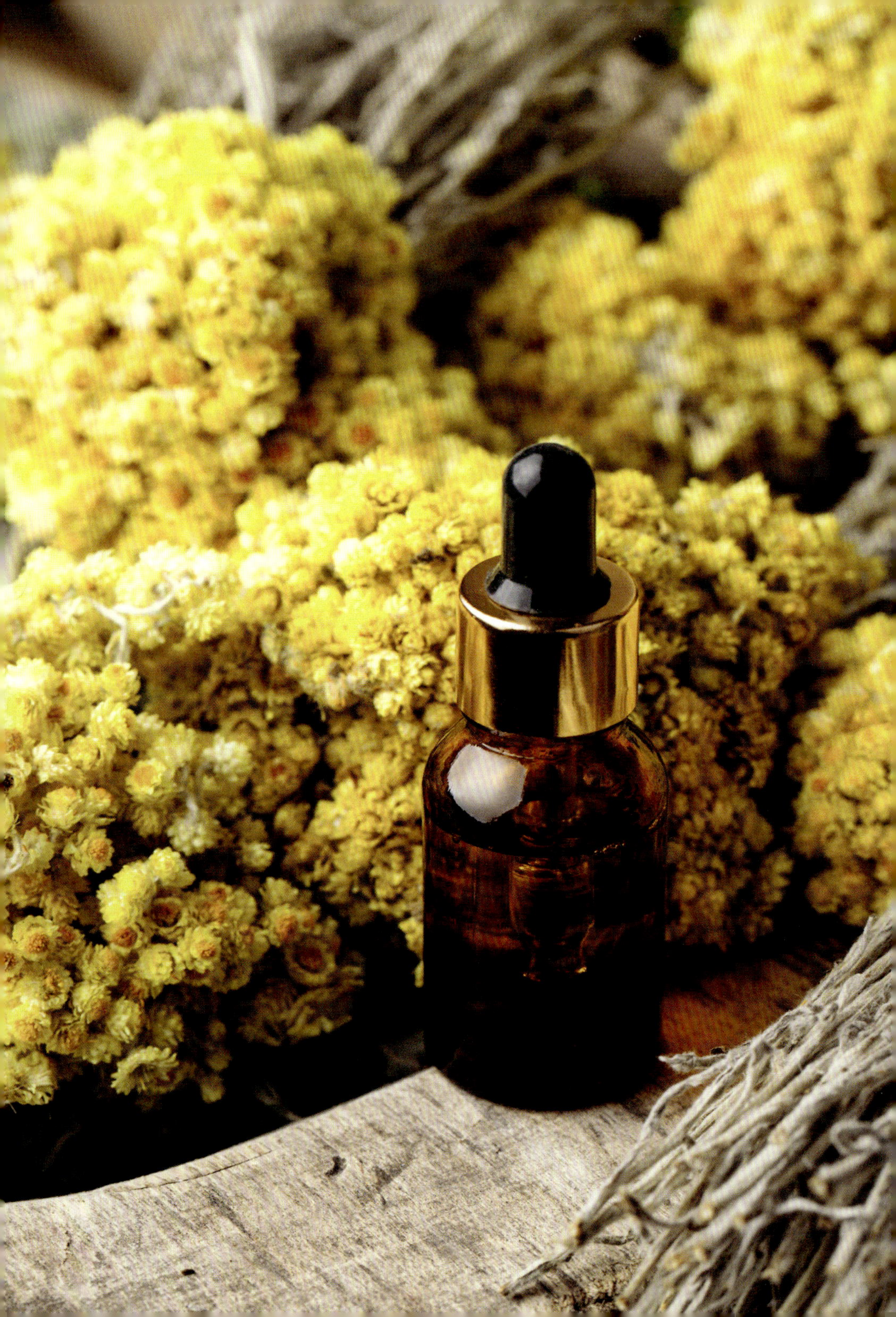

Helichrysum – Immortelle

Goldener Magier der Sonne

Die zarten Blütendüfte dieses kostbaren und seltenen Öls kennen innerhalb der Aromatherapie nichts Vergleichbares.

Lassen Sie uns einige seiner Eigenschaften betrachten:

- Immortelle ist hervorragend zur Blutreinigung geeignet
- Es ist ohne Zweifel das stärkste bislang entdeckte natürliche Mittel gegen Stauungen, besonders bei Stauungen des Bluts (z.B. Hämatome und Thrombosen)
- Immortelle ist ein kraftvoller Helfer bei Stauungen von Leber und Milz
- Es fördert die arterielle Blutzirkulation
- Es hilft gegen bestimmte bakterielle Infektionen
- Unterstützt bei Arthritis, Polyarthritis und Rheumatismus
- Es ist ein ausgezeichneter Hautreiniger mit zusätzlichen regenerativen und wundheilenden Eigenschaften
- Immortelle ist seit langem bekannt für ihre herausragende Fähigkeit, entzündungsfördernde Enzyme zu hemmen. Außerdem wirkt sie als freier Radikalenfänger
- Immortelle ist häufig das Mittel der ersten Wahl bei Ekzemen, Akne, Abszessen, Verbrennungen und Schnittwunden

Einige botanische Grundlagen

Der Name „Helichrysum" enstammt der griechischen Sprache und bedeutet so viel wie „Gold der Sonne", was sich auf das leuchtende und farbenfrohe Strahlen ihrer kleinen knopfartigen Blüten bezieht, die von gelb bis rot aus-

fallen können, nie jedoch blau.

Helichrysum bezeichnet eine Pflanzengattung die mehr als 600 Arten umfasst und geographisch in Eurasien, Afrika, Madagaskar und Australien vorkommt. Die botanische Klassifizierung der Gattung ist komplex und immer noch das Objekt mancher Kontroversen.

Sie gehört zur Familie der Sonnenblumen („Asteraceae"). Ihr wichtigster und bekanntester Vertreter ist „Helichrysum italicum", gewöhnlich bekannt unter dem Namen „Immortelle" oder „Strohblume". Sie kommt natürlich im Mittelmeerraum vor und ist weit verbreitet in Ländern wie Italien, Spanien, Frankreich und den Ländern Nordafrikas.

Ein großer Wirkungsbereich durch eine komplexe Biochemie

Der hohe Gehalt der Immortelle an speziellen Verbindungen, die „beta-dione" oder „italidione" genannt werden (di-Ketone), und die in der Natur nur selten vorkommen, wird mit einigen ihrer speziellen Heilfähigkeiten in Verbindung gebracht, sowohl physikalisch wie spirituell.

Das Öl kommt auch oft gegen Depressionen, Lethargie, nervöse Erschöpfung und stressbedingte Funktionsstörungen zum Einsatz. Die Anwesenheit insbesondere der Di-Ketone verleiht der Immortelle ihre regenerierenden und verjüngenden Eigenschaften für die Haut und bewirkt eine beschleunigte Wundheilung.

Die Muskel relaxierenden und krampflösenden Eigenschaften des Neryl-Acetats in der Immortelle kommen der Behandlung von Sportverletzungen wie steifen Gelenken, Nackenschmerzen und jeglicher Art schmerzender Muskelverspannungen zugute. Mit den biochemischen Wirkungen einer anderen Verbindung, Curcumin genannt, vermag die Immortelle antiseptisch zu wirken und ist in der Lage, Entzündungen sogar besser zu hemmen als die Deutsche Kamille, mit der sie mitunter in Heilmischungen kombiniert wird.

Darüber hinaus wird die Pflanze als Anti-Gerinnungs- Mittel zur medizinischen Behandlung hoher Cholesterolspiegel über ihre blutverdünnenden Eigenschaften verwendet. Als Anti-Oxidant hilft sie, freie Radikale einzufangen, die Leber zu entgiften und Metalle aus dem Körper auszuleiten. Sie kann das Immunsystem anregen und wirkt bei Verdauungsstörungen gegen Magenkrämpfe durch ihre gallenfördernden Eigenschaften.

Ein erstaunlicher Schützer der Haut, Regenerierer und Narbenheiler

„Im Januar 2013 bin ich gestürzt, und dabei ist meine ganze Oberlippe in zwei Teile aufgeplatzt. Ich weigerte mich, sie nähen zu lassen und benutzte stattdessen Manuka-Honig, um die Wunde zu schließen. Die Wunde heilte sehr gut ab, hinterließ allerdings einen großen, dicken Pickel mit einer weißen narbenähnlichen Spitze auf meiner Lippe. Also verwendete

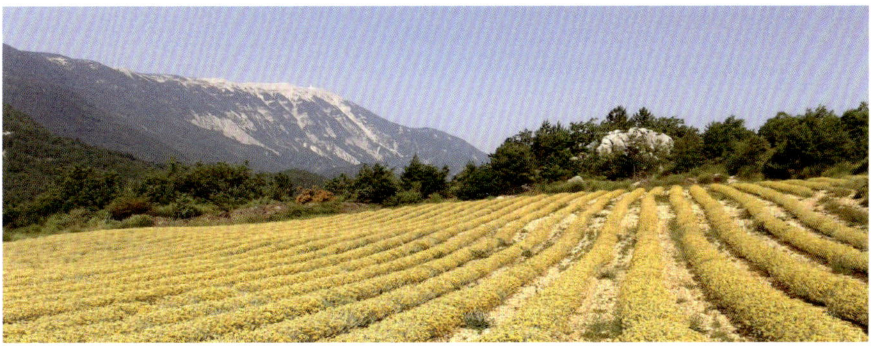

ich drei Monate lang zwei Mal täglich Immortellenöl – das Narbengewebe ist um 90% vermindert! Fantastisch!"

Marian

„Wegen meiner uneinheitlichen und sehr empfindlichen Haut ist es sehr schwer ein für mich, ein geeignetes Produkt zu finden. Glücklicherweise habe ich Immortellen-Hydrolat entdeckt! Es hat mein Leben verändert! Schon nach 15 Tagen Anwendung ist meine Haut weniger empfindlich geworden, und meine Durchblutung hat sich verbessert (auch unter den Augen, dadurch habe ich weniger dunkle Ringe unter den Augen). Sogar meine Kosmetikerin war beeindruckt! Ich kann dieses Blütenwasser nur sehr empfehlen!"

Laura

„Ich habe meine Hand an einem Pfannendeckel verbrannt (bis zu Verbrennungen dritten Grades). Immortelle hat sehr gut geholfen. Sobald die Blase platzte und die Haut trocknete, verwendete ich befeuchtende Wundsalbe. 15 Tage später war die Wunde geheilt und ich hatte keinerlei sichtbare Narbe. Seitdem nehme ich immer ein Töpfchen Salbe mit mir."

Pascale

Der beste Helfer bei Blutergüssen

„Vorletzte Nacht bin ich mitten in der Nacht aufgestanden und habe etwas Tinktur auf eine Hautirritation gegeben, die mich störte. Ich blieb mit dem Bein am Waschbecken im Bad hängen, verlor das Gleichgewicht und schlug mit meinem Schienbein sehr heftig an der Ecke des Waschbeckens auf. Binnen einer Minute hatte ich einen Bluterguß und einen Knoten größer als ein überdimensionaler Golfball seitlich am Schienbein. (Ich kann mich nicht erinnern, jemals einen derartig großen Knoten durch eine Verletzung davon getragen zu haben).

Ich erinnerte mich, dass Immortelle als erste Wahl bei Blutergüssen in Frage kommt, und dass ich gerade eine Flasche davon erhalten hatte. Daher nahm ich das Fläschchen und gab etwas auf den Knoten.

Binnen 10 Minuten war der Knoten kleiner geworden und das Pochen wurde weniger. Ich ging wieder ins Bett, und am nächsten Tag war der Knoten viel kleiner geworden, ich hatte weniger Schmerzen und überhaupt keinen Bluterguß mehr!!

Ich habe Immortelle die letzten 2 Tage weiter appliziert und jeden Tag wurde es besser. Ich bin dermaßen überwältigt und muß das einfach jedem über die Immortelle mitteilen!!"

Rae

Lösung eines Gehörproblems

„Eine Freundin beschreibt einen wundervollen Erfolg mit Immortelle und Majoran 3 mal pro Woche. Ein andauerndes Pfeifen hat sie 2 Jahre lang geplagt. Während der 2-3 Wochen Behandlung hat das Pfeifen von 10 auf etwa 3 oder 4 abgenommen. Es ist NICHT MEHR permanent vorhanden! Nochmals Danke!"

Lauren

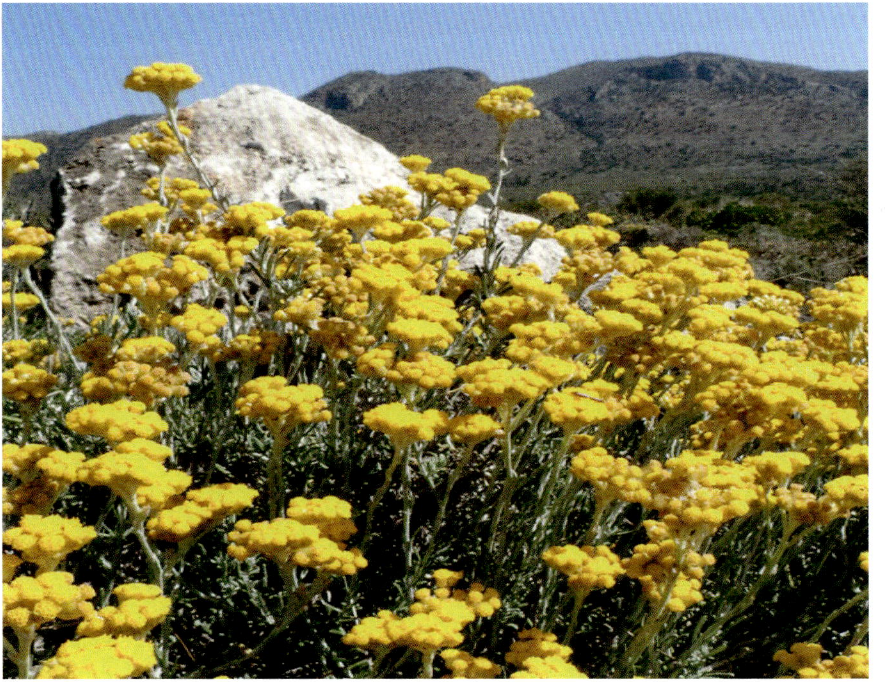

Wir waren auf einer Party und mein Vater berichtete von den Ölen und von allem, was sie in der letzten Zeit für ihn bewirkt hatten. Einer der Teilnehmer, eine Frau, kam zu mir und fragte mich danach. Wir verabredeten uns zu einem Treffen, das gestern stattfand. Wir besprachen alle Öle, die wir liefern können und dann die aus dem PAT Programm.

Sie war begeistert, dass ich Immortelle dabei hatte. Sie beklagt sich seit ihrer Kindheit über fast permanente Ohrentzündung, verbunden mit sehr viel Narbengewebe. Wir nahmen Immortelle, und innerhalb weniger Sekunden war sie derartig AUFGEREGT, dass sie SEHR VIEL DEUTLICHER hören konnte!

Sie meinte dass, sie auch besser sehen würde. Sie hat sich so lange auf das genaue Hören konzentrieren müssen, dass sie mittlerweile schielt und sogar die Augen fest zusammen kneift. Jetzt kann sie klar hören und braucht nicht mehr den einen Sinn einzuschränken, um den anderen zu verbessern!

Eine Notfallmedizin

„Eine Dame nahm an einem zweiwöchigen Aromatherapie-Seminar in Peru in der Nähe von Machu Pichu teil. Zwei Tage vor Ende des Seminars trat sie an einer Stufe zum Vortragssaal fehl und fiel auf die steinerne Treppe zum Speisesaal. Ich hörte einen lauten Schrei und eilte mit zwei Ärztinnen aus Kolumbien hinzu, die auch an dem Seminar teilnahmen.

Wir sahen die Dame liegen und in schrecklichen Schmerzen schreien. Ich bat einen Kursteilnehmer, schnell Jasmin Sambac und Immortellenöl aus dem Vortragssaal zu holen. Das Jasminöl direkt aus der kleinen Flasche unter ihre Nase gehalten, wandelte sich ihr Schreien in ein Lächeln, dann in ein Lachen – die Ärztinnen konnten es nicht glauben!

Dann rieb ich 10-15 Tropfen Immortellenöl sanft um ihre Knöchel, wo die Verletzung war. Eine der Ärtztinnen, die eine Chirurgin war, sagte, sie hätte drei Knochen gebrochen… Nach einigen Minuten war der schreckliche Schmerz fast verschwunden. Die Dame wurde in ein Krankenhaus nach Cuzco gebracht, und von den behandelnden Notfallärzten dort hörten wir am nächsten Tag, dass sie in erstaunlich guter Verfassung sei und dass das Immortellenöl, das wir ihr gegeben hatten, an der Verletzung Wunder gewirkt habe. Sie waren tief beeindruckt."

Dr. Malte Hozzel

Ein fantastischer Verbündeter gegen emotionalen Stress

Auf der psychologischen Ebene stimuliert die Immortelle die rechte Hirnhälfte und fördert so die Intuition und Kreativität, trägt zu Entspannung bei und fördert Heilungsprozesse von tief sitzendem emotionalen Stress wie Ärger und Groll. Daher ist sie eine fantastische Hilfe für Menschen, die unter einer posttraumatischen Belastungsstörung leiden (PTSD, Post Traumatic Stress Disorder), wie in der folgenden Aussage bestätigt wird:

„Ich möchte Ihnen meinen unendlichen Dank ausdrücken. Erinnern

Sie sich noch an die vielen Gespräche, die wir über Posttraumatische Belastungsstörungen (PTSD) und die Immortelle führten? Eine der Nachteile, psychisch sensitiv zu sein und PTSD zu haben, ist es, dass es keines Einflusses eines Ereignisses aus der physischen Welt bedarf, um bei mir einen PTSD-Vorfall hervorzurufen. Alleine schon von gewalttätigen Gedanken umgeben zu sein oder von Gegenständen, die von jemandem berührt wurden, während dieser gewalttätige Gedanken hatte, kann bei mir diese Auswirkungen haben.

Letzte Woche erlebte ich einen solchen Vorfall, und der war heftig. Er dauerte Tage und nahm kontinuierlich an Stärke zu. Obwohl ich meiner selbst bewusst genug war, meine Gedanken zu kontrollieren, gelang es mir nicht, überhaupt nicht!

Schließlich, Tage nach besagtem Vorfall, entsann ich mich unseres Gesprächs und entschied mich, schweres Geschütz aufzufahren: Immortelle-Öl verdunsten zu lassen.

Es geriet perfekt. Innerhalb der nächsten halben Stunde konnte ich spüren, wie tagelang aufgebauter Stress mit jedem (extrem tiefen) Atemzug aus meinem Körper strömte.

Der Effekt war unglaublich tief greifend. Bald danach gelang *es mir, meine spirituelle Sichtweise zurück zu gewinnen, die Wahrheit über die Quelle meines Stresses zu realisieren und mich wieder mit der Quelle meines Selbst zu verbinden. Die ganze Erneuerung dauerte etwa 45 Minuten, mit fortlaufenden, zunehmenden Verbesserungen. Wirklich sehr wundervoll …"–*

Cynthia, Studentin von Dr. Malte Hozzel

Wahrhaftig, eine Pflanze mit derartig vielen Vorzügen kann eine Wunder wirkende Pflanze genannt werden! Die Immortelle in Gestalt ihrer wunderbaren fluidalen Natur von hoher vibrierender Energie kann als die „Super-Flüssigkeit" betrachtet werden in ihrer Eigenschaft als Erlöser von physischen wie auch psycho-spirituellen Blockaden oder alten „Narben", die den Fluss unserer subtilen Selbstheilungsenergien blockieren. Ein Zauberstab für Körper und Seele – heilender Balsam für die Verletzungen aus vielen offenen oder versteckten Wunden.

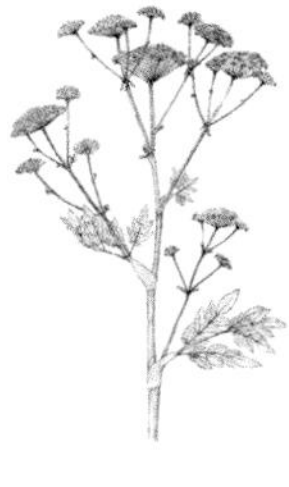

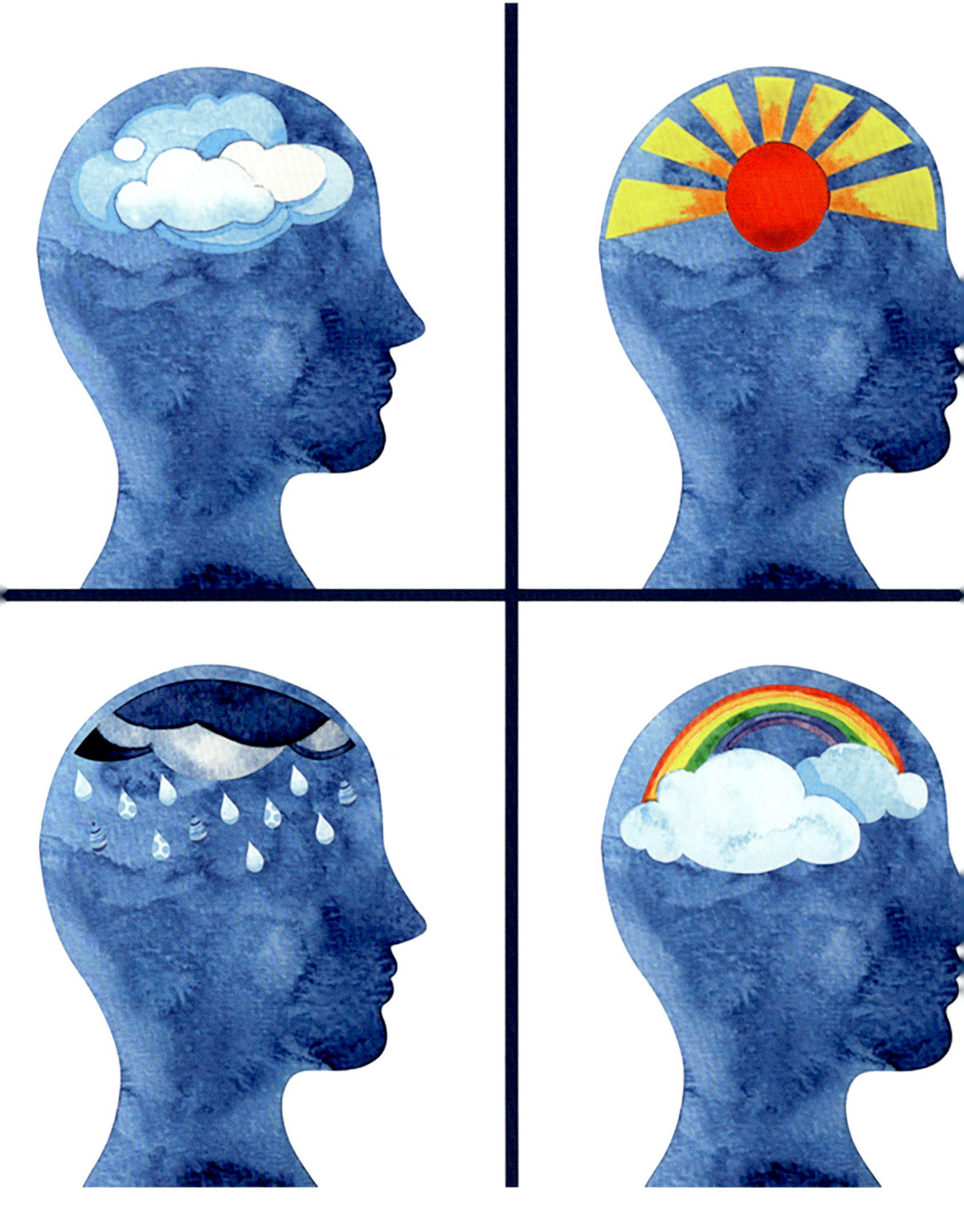

Nie mehr Migräne

Nie mehr Kopfschmerzen

Für den Fall, dass Sie unter Migräne, wiederkehrenden Kofschmerzen oder Vergesslichkeit leiden und Ihnen bislang keine Chemie sowie konventionelle Medizin geholfen hat, gibt es zwei wunderbare ätherische Öle, die Sie vielleicht versuchen möchten ...

Laut Statistik, bringt Migräne Millionen von Frauen Leid, wobei jede Dritte keine Erleichterung durch schmerzstillende „unzuverlässige" Medikamenten bekommt.

Weshalb also nicht den natürlichen Weg ausprobieren? Seitdem Menschen auf dieser Erde umher gezogen sind, hat die Natur uns immer zur Seite gestanden. Endlos lange vor Beginn des „chemischen Zeitalters" war der „biochemische" Weg anhand von Medizinal-Pflanzen die wichtigste Heilmethode. Wenden wir uns zwei pflanzlichen „Hirn-Champions" zu, die für viele ein gewichtiges Wort mit zu reden haben.

Pfefferminz

Pfefferminz und sein ätherisches Öl verdankt auch heute noch seine Popularität weitestgehend seiner erfrischenden, kräftigenden Duftnote, seiner belebenden und entspannenden Wirkung auf den Geist sowie seinen stärkenden und vielfältigen heilenden Eigenschaften.

Unvergleichlich ist seine entkrampfende und schmerzlösende Wirkung als reine Essenz oder leicht vermischt mit einem pflanzlichen Trägeröl, indem man es auf die Schläfen, Schultern oder den Nacken einmassiert.

m Fall von mentaler oder physischer Erschöpfung ist Pfefferminz mit seiner stimulierenden und stärkenden Eigenschaft von besonderem Nutzen. Vor

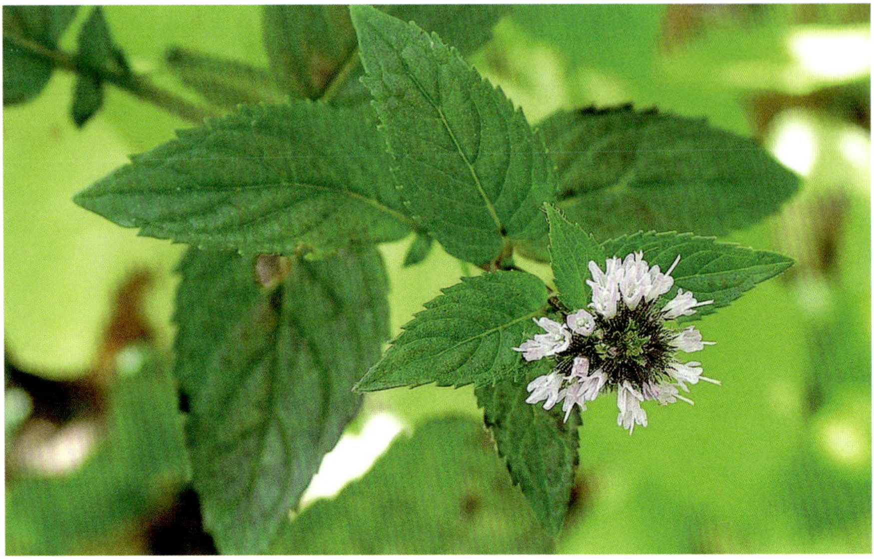

allem bei Kopfschmerzen oder Migräne hat es eine nahezu garantierte Wirkung.

"Ich litt seit ungefähr 11 Jahren unter einer Sinus-Migräne. Mit den verschriebenen Medikamenten fühlte ich mich völlig neben der Spur, wobei die Migräne bei Wetterwechsel täglich auftreten kann. Im Internet las ich, dass Pfefferminz und Lavendel Abhilfe schaffen können. Also rieb ich mir beide an alle schmerzenden Stellen im Kopfbereich. Unglaublich die Ergebnisse! Meine Migräne war verschwunden, genau gesagt innerhalb von fünf Minuten!"

Sarah Beth

"Ich bin nicht darauf aus, Schmerzmittel einzunehmen, besonders in Zeiten der Schwangerschaft! Heute allerdings, als ich im Auto fuhr, litt ich wieder unter verschwommenem Sehen. Ich geriet fast in Panik, weil ich wusste, dass ich noch nach Hause fahren musste. Da ich fest gestellt hatte, dass dergleichen insbesondere in Familien mit Migräne-Hintergrund auftaucht, und vieles, was ich gelesen hatte, mir nahe gelegt hat, es als Migräne zu behandeln, griff ich nach der Pfefferminze. Ich rieb es mir auf die Schläfen und den hinteren Nacken. Etwa 10 Minuten lang nahm ich keinerlei Verbesserung wahr. Dann allerdings blickte ich auf und bemerkte, dass ich perfekt sehen konnte.

Ich war völlig überrascht, da die Sichtbeeinträchtigung sonst niemals derart schnell verschwindet. Ich war in der Lage, nach Hause zu fahren und zum Einkaufen zu gehen! Der Kopfschmerz kam vereinzelt wieder – dann wiederholte ich die Anwendung jedoch einfach. Das war vor fünf Stunden und ich fühle mich diesen ganzen Abend pudelwohl."

Crystal, Louisiana

Um mit einer Statistik abzuschließen:

In Großbritannien erleiden täglich zweihunderttausend Menschen einen Migräne-Anfall.

Eine andere Studie belegt, dass neun von zehn Frauen eine Erleichterung ihrer Migräne erfahren, indem sie auf ein gel-beschichtetes Pflaster zurückgreifen, das aktive Inhaltsstoffe der Pfefferminz-Pflanze enthält, welches man dann direkt auf Haut, Stirn oder Nacken auftklebt. Nahezu zwei Drittel erfuhren innerhalb von fünf Minuten nach der Anwendung Erleichterung, ein Drittel beschrieb den Einsatz der Wirkung innerhalb einer Minute. Dr. Catherine Hood, spezialisiert im Bereich weiblicher Gesundheits-Vorsorge, meinte, dass ‚Migräne ein riesiges Problem für Millionen von Menschen darstellt, insbesondere von Frauen'. Dieses jüngste Forschungsergebnis liefert eine Momentaufnahme jener Probleme und Nöte, denen sich Menschen ausgeliefert sehen, die an Migräne leiden, nicht weniger als jener Methoden, welche die betroffenen Leute im Rahmen ihrer Selbsthilfe anwenden.

Rosmarin

Der frische aromatische Duft des immergrünen kleinen Rosmarin-Strauches ist einzigartig in der Natur. Rosmarin ist das „Nadelgewächs" innerhalb der Familie der Lamiaceae und vereinigt viele der Eigenschaften von Ölen der nadelblättrigen Pflanzen mit jenen der Blüten-Pflanzen. Als solches ist es eine Heilpflanze mit vielen Gesichtern.

Vor allem wird Rosmarin innerhalb der modernen Pflanzen-Heilkunde als mildes Schmerzmittel gegen Migräne eingesetzt, gleichzeitig auch gegen Verdauungs-Probleme sowie gegen Störungen der Leber, der Atemwege und bei Depression.

Hier sind ein paar weitere Zeugnisse von Leuten, die von außergewöhnlichen Heilerfolgen bei Migräne und Kopfschmerz durch Rosmarin berichten:

"Seit einigen Jahren leide ich unter Migräne. Während dieser Zeit hat mir mein Arzt Medikamente gegen Migräne und Bluthochdruck verschrieben, einschließlich Magnesium – alles Stoffe, die mit

fürchterlichen Nebenwirkungen verbunden sind. Also machte ich mich auf und kaufte mir Rosmarin-Öl. Ich muss bekennen: niemals bin ich von etwas derartig überzeugt worden wie von diesem Produkt. Ich ließ es laut Anweisungen geöffnet auf meinem Nachttisch. Morgens waren meine Kofschmerzen verschwunden, kein Druck, nichts dergleichen! Am selben Morgen verbreitete ich die Nachricht unter all meinen an Migräne leidenden Freunden!

Diese Substanz ist einfach wundervoll! Kaum zu glauben, so als hätte mir einer den Kopf aufgemeißelt und den Schmerz rausgeholt, und dieses kleine Fläschchen hatte das alles bewerkstelligt! Danke dir, Rosmarin, dass du mein Leben gerettet hast!"

Heidi Mahnken

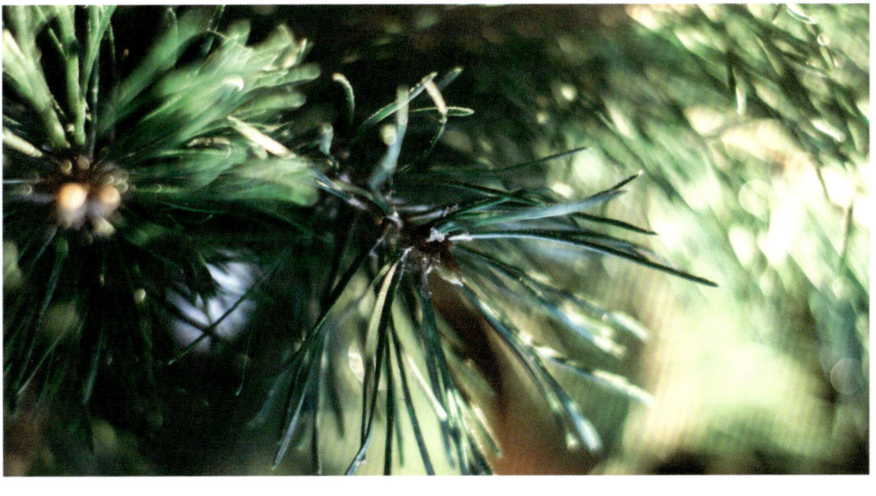

"Ich kaufte mir etwas Rosmarin-Öl gegen Kopfschmerzen. Trotz all meiner Hoffnung war ich skeptisch hinsichtlich seiner möglichen Wirkung. Das erste Mal, als mich der Kopfschmerz befiel und ich das Öl benutzte, war ich schockiert: meine Kopfschmerzen verschwanden innerhalb von 10 Minuten nach Anwendung des Öls. Ich dachte mir, vielleicht war es einfach nur ein Glückstreffer, konnte dann allerdings dieselbe Erleichterung nach wiederholtem Gebrauch des Öls feststellen. Meine Schwester hat dieselben Ergebnisse erzielt. Ich bin so dankbar. Ich habe dieses Produkt gefunden und die Nachricht an all meine Freunde und meine Familie weiter gegeben!"

Lena Atencio

"Ich kaufte dieses Produkt in der Hoffnung, meine Migräne los zu werden. Buchstäblich innerhalb von 15 Minuten verringerte sich der Druck im Schläfenbereich, und meine Kopfschmerzen verschwanden langsam. Ich würde dieses Öl Leuten empfehlen, die sich ungern mit den üblichen Medikamenten behandeln möchten."

J. Berry

Julia Hoffmann-Graves beschreibt die Wirkung des Rosmarin-Öls an ihren Patienten im Zusammenhang mit dem Erdbeben auf Haiti: "Die Rosmarin-Essenz wirkt unmittelbar auf den typischen Schwindel, ausgelöst durch Anämie und niederen Blutdruck, verursacht durch Nahrungsmangel, nicht weniger als auf hypertonen Kopfschmerz, in gleicher Weise wie es Lavendel tut."

Verbesserte Gedächtnisleistung und Konzentration

Rosmarin und sein ätherisches Öl ist gleichzeitig ein wunderbares Mittel zur Verbesserung von Gedächtnis und Konzentration. Forscher haben zum ersten Mal herausgefunden: das ätherische Öl aus dem Kraut, (1,8 cineol-Typus aus Nord-Afrika), versetzt Menschen in die Lage, sich an beabsichtigte Tätigkeiten zu erinnern, wenn sie den Duft vorher einatmen.

Es könnte z.B. Patienten unterstützen, rechtzeitig ihre Medizin einzunehmen oder den allzu Vergesslichen helfen, rechtzeitig ihre Geburtstagskarte zu schreiben.

In einer Test-Reihe ließ Rosmarin-Öl die mögliche Leistung, sich künftiger Aufgaben zu erinnern, bis zu zu 60-75% ansteigen, verglichen mit Probanden, die das Öl nicht angewendet hatten.

Kein Wunder, dass man das Rosmarin-Öl auch erfolgreich im Falle von ADHS-Behandlungen (Aufmerksamkeits-Defizit-Syndrom) in Schulen eingesetzt hat.

„New Health Adviser" schreibt: „Sofern man das Öl für die Behandlung von ADHS des eigenen Kindes benutzt, wird das Kind eine Verbesserung im Hinblick auf Geschwindigkeit und Präzision seiner Lernabläufe erfahren. Außerdem unterstützt das Öl die physische und emotionale Stabilität."

Forschungen an der Universität von Tokio wiesen eine Erhöhung der Hirnstromkurven im Bereich der Beta-Frequenzen nach, wenn Probanden Rosmarin-Öl schnüffelten. Anscheinend reicht der bloße Geruch von Rosmarin aus, den inneren Hirndruck zu entlasten und unbewusste Schwingungsmuster zu entladen, welche den normalen supra-fluidalen Energiestrom beeinträchtigen. Das Resultat ist eine unmittelbare Verbesserung des Fokus, bessere Konzentration, nicht weniger als eine Verbesserungen im Bereich von Motivation, Mut und Vitalität.

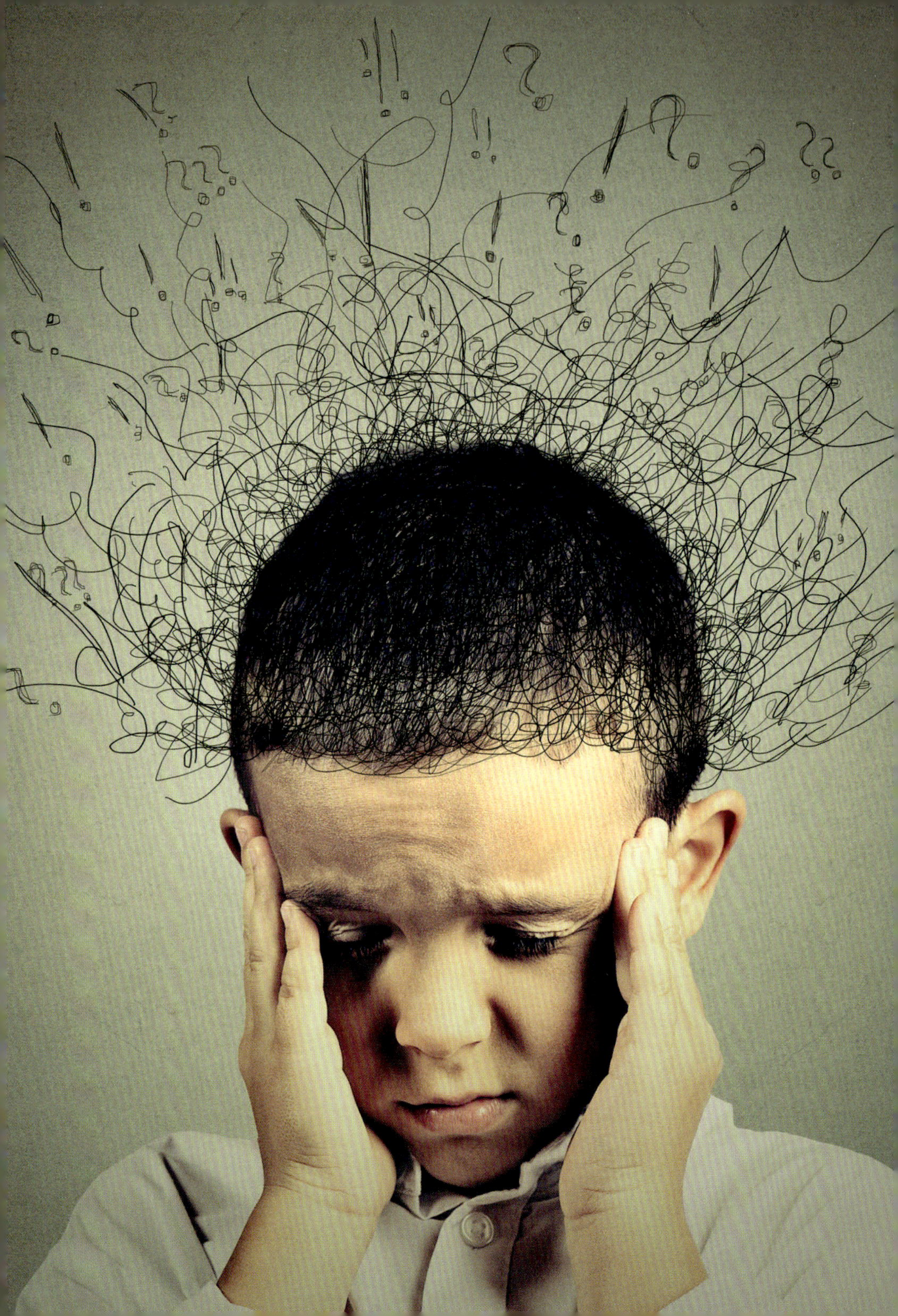

ADHS

Antworten auf ein modernes Übel in einer gestressten Welt

Die Aufmerksamkeitsdefizit/Hyperaktivitätsstörung (ADHS) ist für die junge Generation (und ihre Erzieher) in den letzten Jahrzehnten zu einem quälenden Problem geworden, und während sich die Pharma-Industrie und die Psychologen um eine Lösung bemühen, finden immer mehr Menschen die Antworten in einer klaren Sichtweise …

Es ist kaum zu glauben, aber ADHS ist eine der häufigsten Störungen bei jungen Kindern und Teenagern.

Angeblich werden Millionen von Kindern in der Welt wegen ADHS behandelt; manche Schulen geben sogar bekannt, es würden 30% ihrer Studenten an dieser Krankheit leiden. Und die Anzahl steigt täglich … 2011/2012 wurden allein in den Vereinigten Staaten 6,4 Millionen daran diagnostiziert.

Was beunruhigend ist: Kinder werden bereits im Alter von sechs Jahren mit ADHS diagnostiziert. Junge Kinder unter 12 sind am meisten betroffen. Die Symptome umfassen meistens Unaufmerksamkeit – Impulsivität – Hyperaktivität. Auch wenn das nicht immer der Fall ist, können viele Kinder auch Anzeichen anderer Beschwerden haben wie Depression, Angst und Schlafprobleme.

Die übliche „chemische Behandlung" ist kein Ausweg

Die Amerikanische Akademie für Kinderheilkunde (AAP) und die CDC (Center for Disease Control) empfiehlt als ersten Behandlungsansatz Verhaltenstherapie. Dennoch werden die meisten Kinder, die mit ADHS diagnostiziert wurden, nur mit Medikamenten behandelt (Mercola 2017).

Das ist ein bedauerlicher Zustand an verschiedensten Fronten. Erstens weil es häufig zu Fehldiagnosen kommt, d.h. viele Kinder nehmen eventuell unnötigerweise Medikamente ein. Zweitens weil die ADHS-Medikamente äußerst gefährlich sein können.

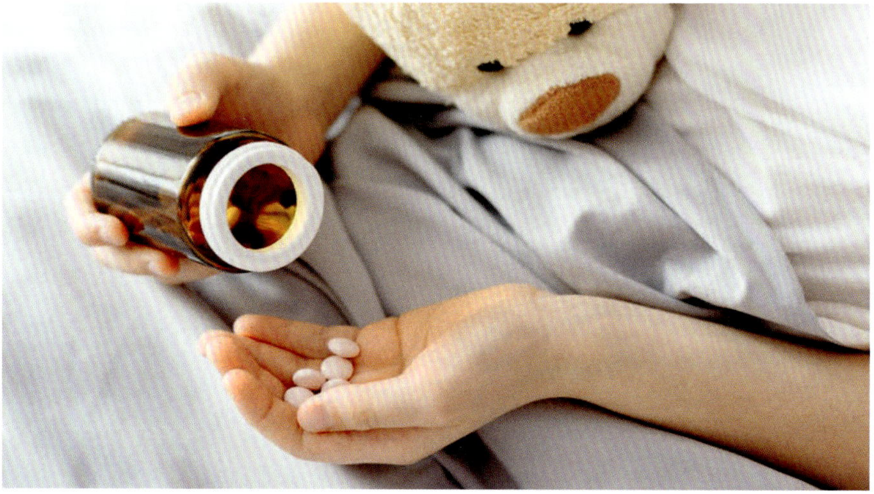

Die gängige Behandlung besteht aus Methylphenidaten wie dem Medikament Ritalin oder bestimmten Amphetaminen wie dem Medikament Dexedrin. Darüber hinaus sprechen bis zu 30% der Kinder mit ADHS entweder nicht auf die Behandlung mit einem Psychotonikum an oder vertragen es nicht. Selbst für Kinder, welche auf die Medikamente ansprechen, ist die Wirkung oft bescheiden.

Außerdem führen medikamentöse Behandlungen bei einigen Patienten zu Schlaf- und Appetitstörungen und steigern Apathie und Depression, was wiederum physiologische und kognitive Funktionen und Verhaltensweisen deutlich beeinträchtigen kann. (Mind and Brain Journal of Psychiatry 2011:73)

Die Nebenwirkungen können auch die Herzfrequenz, Sucht, Nervosität einschließlich Unruhe, Angst und Reizbarkeit verursachen sowie Kopfschmerzen, Bauchweh, Übelkeit, Schwindel, Herzrasen, verlangsamtes Wachstum und sogar Krämpfe. (Drug Enquirer 2017)

Die Wirksamkeit dieser Arzneimittel ist fragwürdig, aber die Risiken können sehr hoch sein, weshalb alternative Behandlungsmöglichkeiten dringend erforderlich sind.

Aromatherapie – eine angenehme und tiefgreifende Alternative

Glücklicherweise können unsere natürlichen Verbündeten, die ätherischen Öle, als eine sehr wirksame Alternative und unschädliche Behandlung für ADHS eingesetzt werden. Das beinhaltet sowohl körperliche als auch seelische Anwendungen, insbesondere über die Aufnahme durch die Haut, durch Einatmung und Riechen mit ihren speziellen Wirkungen auf das limbische System. Auch die orale Einnahme ist bei einigen ausgewählten ätherischen Ölen möglich.

Transdermale Aufnahme

Die Haut ist ein wichtiger Kanal für die Anwendung von ätherischen Ölen. Ein übliches Verfahren, ätherische Öle einzusetzen, ist die Massage, bei der das ätherische Öl mit einem Trägeröl verdünnt wird. Einige ätherische Öle können auch unverdünnt angewandt werden. Die meisten Zusammensetzungen ätherischer Öle können die Hautbarriere bis zur Epidermis durchdringen oder bis zur Dermis gelangen und von da aus in den Blutstrom übergehen.

Einatmung und Riechen

Die kleinen Moleküle der ätherischen Öle können unseren Körper auch leicht durch Inhalation über die Atemwege durchdringen, von wo sie dann in den Blutstrom überführt werden. Sie dringen leicht durch die Blut-Gehirnschranke hindurch ohne von der Leber aufgespalten zu werden.

Die Aufnahme kann auch einfach über das Riechen stattfinden. Da unsere Nase nahe beim Gehirn liegt, wirkt das Riechen sofort auf unsere Gehirnzellen und ermöglicht bestimmten ätherischen Ölen direkt die Produktion von Endorphinen und Noradrenalin zu beeinflussen. Das kann eine wichtige Rolle bei der sozialen Interaktion, emotionalen Reaktionen, Lernen und Gedächtnis spielen.

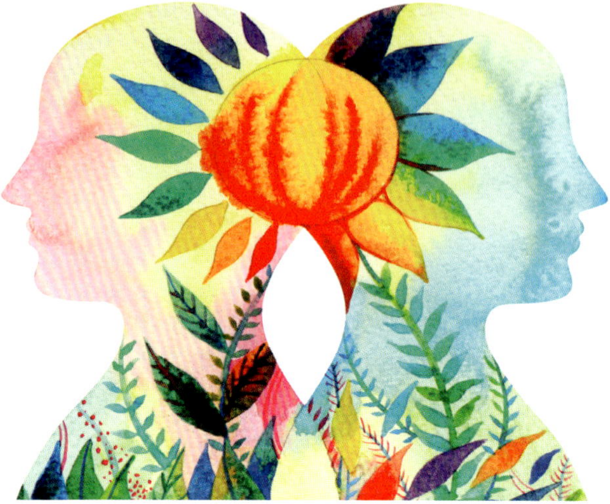

Veränderung der Gehirnwellen durch ätherische Öle

Bei ADHS zeigen die Gehirnwellenmuster der jungen Patienten die Dominanz von Thetawellen, was bedeutet, dass sich das Gehirn in einer Art von Schlaf oder Tagträumerei befindet. Beim Einsatz bestimmter ätherischer Öle wurde beobachtet, dass sich diese Gehirnwellen in Betawellen verwandeln können, die normalerweise bei der Ausführung einer Aufgabe in einem Zustand wacher Aufmerksamkeit erzeugt werden.

Dr.Terry S.Friedmann, ein Arzt, der daran glaubt, dass Körper, Seele und Geist als Einheit behandelt werden sollten, zeigte auf, dass ätherische Öle für Kinder mit ADHS äußerst hilfreich sind.

Zuerst maß er die Gehirnwellen von Kindern mit ADHS, die mehr Thetawellen im Vergleich zu Betawellen erzeugten, was auf mangelnde Konzentration auf vorliegende Aufgaben verwies. Die ätherischen Öle, die für die Fallstudie ausgewählt wurden, waren Lavendel, Vetivergras und Zedernholz.

Eine Gruppe von Kindern mit ADHS wurde in 3 Gruppen aufgeteilt. Sechs Probanden wurde Zedernholzöl gegeben, aufgrund seiner speziellen hochkonzentrierten biochemischen Bestandteile namens „Sesquiterpene", welche bekanntlich die Sauerstoffzufuhr für die Gehirnzellen verbessern. Sechs anderen Kindern wurde Vertiveröl gegeben, das eine beruhigende Wirkung hat und das Nervensystem ausgleicht und gleichzeitig den Kreislauf anregt. Schließlich wurde sechs Kindern Lavendelöl gegeben, bekannt für seine beruhigende Eigenschaft und gleichzeitig für seine Fähigkeit, den limbischen Teil des Gehirns zu stimulieren.

Die Probanden wurden gebeten, das Öl dreimal täglich zu inhalieren. Das ätherische Öl wurde täglich während einer Zeit von 30 Tagen inhaliert. Am Ende der 30 Tage ließen die Probanden noch einmal das Verhältnis ihrer Beta-Theta-Wellen aufzeichnen. Die Ergebnisse zeigten, dass das ätherische Öl Vetiver die Betawellen um 32% steigerte, die Gehirnaktivität steigerte und die Symptome von ADHS verminderte. Ähnliche Ergebnisse fand man mit dem ätherischen Zedernholzöl.

Die Lavendelgruppe zeigte keine Anzeichen zunehmender Betawellen, doch stachen die entspannenden und beruhigenden Wirkungen des Lavendels hervor. Die Kinder, die mit diesem Verfahren behandelt wurden, zeigten nicht nur Verbesserungen in ihren Gehirnwellenmustern, sondern auch in

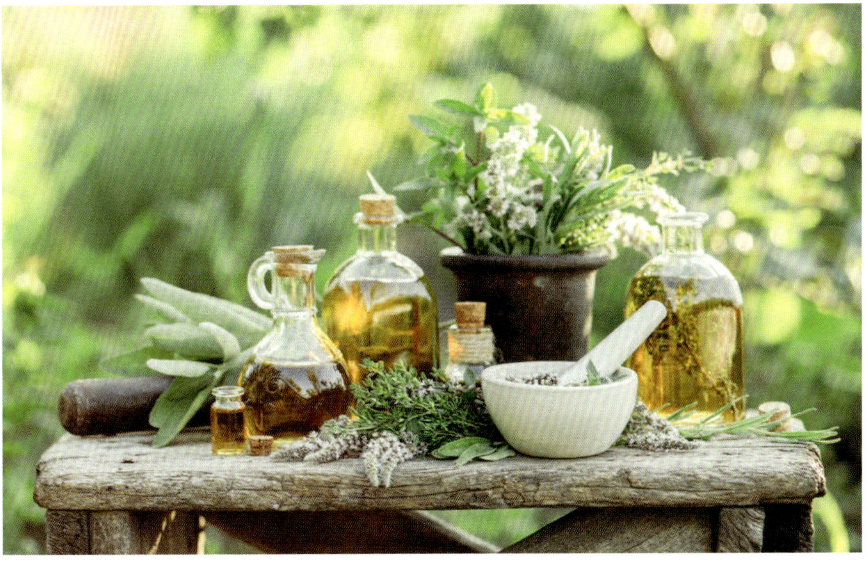

ihrem Verhalten und den Ergebnissen in der Schule. Zusätzlich zu diesen Ergebnissen erhielt Dr. Friedmann auch eine Anzahl von Briefen von Eltern der ADHS-Kinder, die besagten, dass sich ihr Verhalten zuhause erheblich gebessert habe. (Friedmann 2001)

In Bezug auf Lavendel zeigten Studien, die vor einiger Zeit für OSHADHI an der Universität Tokio veranlasst wurden, dass Lavendelöl Alphawellen erhöhte, womit seine Fähigkeit erwiesen wurde, einen Zustand ruhevoller Wachheit zu verstärken.

Einige ätherische Öle zur Behandlung von ADHS

Jetzt wissen wir, welche Wirkung Vetiver bezüglich ADHS hat. Hier sind einige andere Öle, die ebenfalls helfen können.

Rosmarin

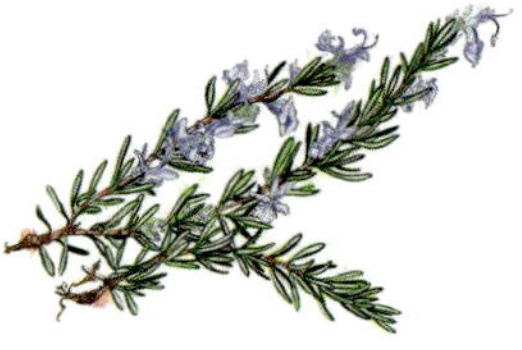

Rosmarin wurde viele hundert Jahre lang mit Wahrnehmung und Gedächtnis in Verbindung gebracht. Im alten Griechenland trugen Studenten Rosmarinkränze, um ihre mentalen Fähigkeiten bei Prüfungen zu verbessern. Die Tudors im 16.Jh. glaubten, Rosmarin besitze gedächtnisstärkende Fähigkeiten. In Shakespeares „Hamlet" sagt Ophelia zu Hamlet „Da ist Rosmarin, das ist für das Gedächtnis".

Forscher an der Northumbria Universität fanden heraus, dass man einfach durch den Aufenthalt in einem mit Rosmarin aromatisierten Raum sein

Gedächtnis deutlich verbessern konnte. (Northumbria Universität 2016). Das ist vor allem auf die Tatsache zurückzuführen, dass das Rosmarinöl sogenannte Oxide und Monoterpene als Bestandteile enthält, welche die Aktivität unseres Gehirns zu „erfrischen" scheinen.

Eines dieser Bestandteile wird 1,8-Cineol (Eukalyptol) genannt, welches genauso wirken kann wie approbierte Arzneimittel zur Behandlung von Demenz, die eine Zunahme des Acetylcholin genannten Neurotransmitters bewirken. (BBC Nachrichten 2015)

Deshalb könnte Rosmarin eine gute Wahl sein, um die Konzentration anzuregen und jedes Kind oder jeden Erwachsenen mit Symptomen von ADHS bei intellektueller Arbeit zu unterstützen.

Pfefferminze

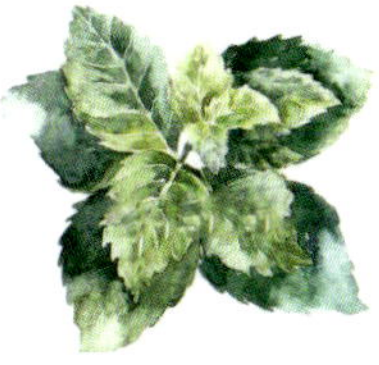

So wie Rosmarinöl hat auch Pfefferminzöl nachweislich das Gedächtnis und die kognitiven Funktionen verbessert.

Bei einer Studie, die vom International Journal of Neuroscience veröffentlicht wurde, fand man heraus, dass Pfefferminzöl das Gedächtnis förderte (es bewirkte eine deutliche Verbesserung in der allgemeinen Qualität des Gedächtnisses), die Wachheit erhöhte, sportliche Leistungen verbesserte und anregende Wirkungen zeigte. (International Journal of Neuroscience 2008).

Eine weitere Studie, die im Avicenna Journal of Phytomedicine veröffentlicht wurde, erforschte die Wirkungen von ätherischem Pfefferminzöl beim Sport. Die Ergebnisse zeigten erhebliche Verbesserung, wenn die Probanden das Öl benutzt hatten. Die Ergebnisse stützen die Theorie, dass Pfefferminz eine anregende Wirkung auf das Gehirn hat. (Avicenna Journal of Phytomedicine 2014)

Ylang Ylang

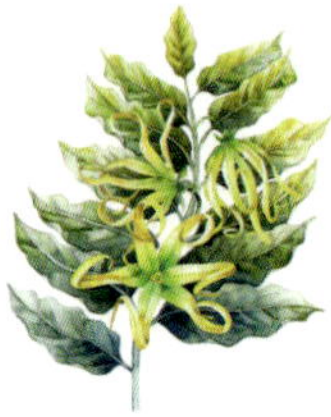

Ylang Ylang, das für seine hypotensiven und die Haut heilenden Wirkungen bekannt ist, kann nachweislich auch die Ruhe fördern. Dies wurde von einer Forschung erwiesen, die im International Journal of Neuroscience veröffentlicht wurde, bei der sich eine Zunahme an „Ruhe" bei Probanden zeigte, die dem ätherischen Öl in einer kontrollierten Umgebung ausgesetzt wurden. (International Journal of Neuroscience 2008)

Lavendel

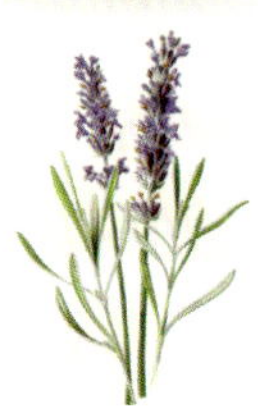

Lavendel ist wie Ylang Ylang ein gutes Öl zur Nutzung seiner beruhigenden Wirkungen. Studien zeigen auf, dass es die Entspannung unterstützt, aber auch unsere kognitiven Fähigkeiten verbessern kann.

1999 wurden 40 gesunden Erwachsenen an der Universität von Miami drei Minuten Aromatherapie gegeben. Man fand heraus, dass die Probanden, die dem Aroma des Lavendelöls ausgesetzt wurden, nicht nur weniger depressiv waren, sondern auch besser bei mathematischen Tests abschnitten, sie waren schneller und genauer. Die Probanden empfanden auch weniger Ängste. (International Journal of Neuroscience 1998)

Koriander (Korianderblatt)

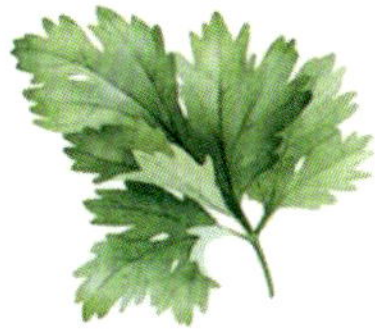

Die Fakultät für Pharmazie an der Universität für Medizin und Pharmazie in Rumänien führte eine Studie durch, bei der Probanden Korianderblattöl inhalierten. (Physiology and Behaviour Journal 2014).

Ihre Ergebnisse wiesen darauf hin, dass wiederholtes Inhalieren dieses Öls ein nützliches Mittel sein kann, um Angst, Depression und oxidativem Stress entgegenzuwirken. Offensichtlich konnte sich dieses Öl als nützlich erweisen, einige der emotionalen Symptome von ADHS zu lindern.

Die Natur weiß es am besten

Insbesondere bei Kindern und Jugendlichen, deren Gehirn sich noch in der Entwicklung befindet, ist die Naturmedizin eine sicherere und respektvollere Wahl, die der jungen Generation helfen kann, mit ADHS umzugehen. Aromatherapie bringt eine sehr friedliche Hilfe , ohne negative Nebenwirkungen zu verursachen. Durch den Reichtum der aromatischen Moleküle, die in diesen heilenden "flüssigen Juwelen" konzentriert sind, kann die Aromatherapie dazu beitragen, Heilung in vielen verschiedenen Formen zu bewirken.

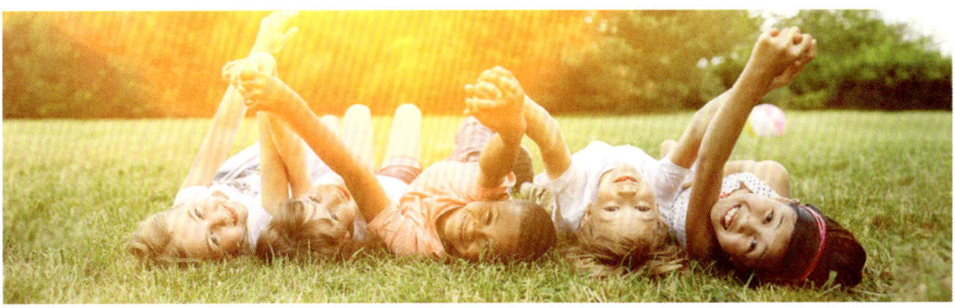

Und hier einige Referenzen und Erfahrungen

„Ich habe Ylang Ylang gekauft, um die Konzentration und Ruhe meiner Schüler zu fördern. Einzeln waren diese Schüler wunderbar – als Klasse waren sie chaotisch. Nach zwei Wochen merkte ich allmählich, dass unsere Unterrichtszeit länger wurde (von 20 auf 45 Minuten) … Nachdem ich ein neues Fläschchen gekauft hatte, wurde meine Klasse wieder konzentriert und ruhig … Ich bekomme auch Kommentare, wie frisch mein Klassenzimmer duftet. Letzten Juni kaufte ich Ylang Ylang Fläschchen für meine Kollegen, sodass wir alle am Frieden der frisch duftenden Räume mit konzentrierten Schülern teilhaben können."

C. Wilson

„Mein Sohn ist 5 und (seit 2 Jahren!) mit SPD und ADHS diagnostiziert. Er ist eine richtige Rakete … Vor kurzem kaufte ich eine Probe Vetiver und mischte sie mit Aloe Vera Gel … er liebt es, trotz des starken Geruchs, und trägt gerne einen Tropfen auf seine großen Zehen und hinten auf seinen Hals auf! Den Unterschied kann man fast sogleich wahrnehmen, er beruhigt sich, und ich merke auch, wann es wieder nachlässt; wir wenden es nur morgens

und abends an – es hilft ihm einzuschlafen! Damit habe ich nicht gerechnet!! Ich werde auch ausprobieren, Lavendel, Weihrauch und Ylang Ylang mit Vetiver zu mischen und schauen, ob sich die Ergebnisse ändern, aber bis jetzt bin ich begeistert. Es ist schön zu sehen, dass sich der Junge endlich benehmen kann!"

Sara

„Ich habe die letzten 4 Monate eine Rosmarinmischung in einem Inhalator benutzt, um mein Kurzzeitgedächtnis zu verbessern … Ich kann ehrlich sagen, es hat geholfen, meine Konzentrationsfähigkeit zu verbessern, mich auf die vorliegende Aufgabe zu konzentrieren und mir die Aufgaben zu merken, die in der Zukunft erledigt werden müssen. Es hilft mir insbesondere, wenn ich nachts nicht gut geschlafen habe, was auch meine Konzentrationsfähigkeit beeinträchtigt."

Robin Buerk

„… was wirklich meine Aufmerksamkeit anzog, war das Ylang zur Konzentration. Über die Jahre hinweg hat meine Konzentrationsfähigkeit langsam abgenommen und in meiner Position als Ingenieur, der Entscheidungen zu fällen hat, war es

wichtig, diese Fähigkeit zu haben. Als ich das Ylang in meinem Büro öffnete, zog ich als Erstes morgens den Duft ein, bevor ich mich niederließ, um einige Dokumente zu lesen. Nach 30 Minuten stand ich auf, um aus dem Büro herauszugehen. Ich wollte meine Lesebrille absetzen und merkte, ich hatte die Dokumente doch tatsächlich ohne meine Brille gelesen!! Es hatte nicht nur meine Konzentration verbessert, sondern auch mein Augenlicht!"

Ed P.

„Ylang Ylang hat die ganze Atmosphäre meines Klassenzimmers von Chaos zu Ausgeglichenheit verändert. Es erzeugt Ruhe und produktive Aktivität, wo zuvor Gleichgültigkeit und Respektlosigkeit herrschten."

Sharon Stewart

„Mein Sohn … neigt zu Konzentrationsschwäche und es fällt ihm nicht leicht, im Unterricht bei der Sache zu bleiben! Ich habe einige Monate lang Öle verwendet und stieß dann auf eine Mischung … die mein Sohn nun etwa 5 Wochen benutzt hat, und die liebt er! Ich benutze Zedernholz Lavendel und Vetiver und füge Kokosöl zu meiner Flasche hinzu … An einem Dienstag begann ich mit dieser Kombination und habe auch seine Lehrerin informiert … sie

selbst benutzt auch Öl und stand auch dahinter, mir mit meinem Sohn zu helfen … Mittwoch schrieb sie mir eine Email zurück und teilte mir mit, mein Sohn sei sehr froh, er habe zwar nicht die ganze Arbeit erledigt, doch was er geschafft hätte, sei toll! Seit der ersten Klasse hatten wir Probleme mit ihm, dass er seine Aufgaben nicht machte und die Schule nicht mochte … ich hätte früher mit den Ölen beginnen sollen!! Ich war mir unsicher gewesen, ihm Medikamente zu geben, und da Öle ganz natürlich sind, war es den Versuch wert! Ich wünschte, ich hätte früher damit begonnen!! Täglich teilten mir die Lehrer mit, er (ihr 11jähriger Sohn) würde

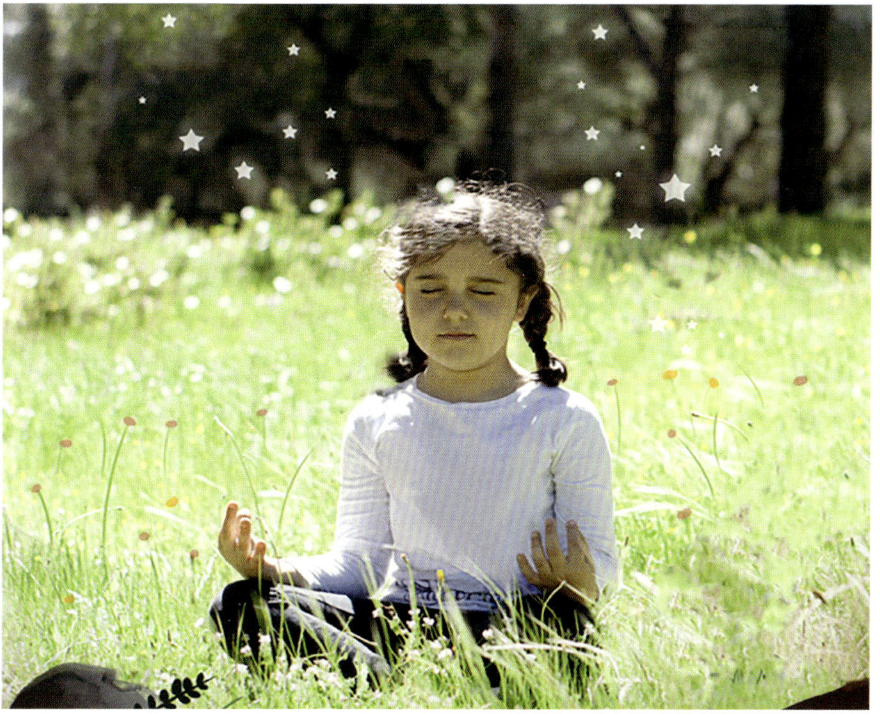

dem Unterricht nicht folgen. Er bleibe einfach nicht konzentriert. Er blieb nicht sitzen. Er redete. Er stand auf und rannte herum. Er konnte sich einfach nicht konzentrieren. Nachdem ich mit der Aromatherapie mit ätherischen Ölen für ihn begann, sagte sie, seine Noten hätten sich erheblich gebessert. Mittlerweile besucht der Schüler die fortgeschrittenen Klassen und gilt als „ruhiges Kind". Sie trägt die Öle jeden Morgen auf mehrere Stellen des Körpers auf und er trägt auch ein mit ätherischen Ölen behandeltes Armband."

Tina Sweet

Tina beschreibt die Anwendung ätherischer Öle als „lebensverändernd" und führt die Tatsache, dass ihr Sohn seine ADHS-Medikamente reduzieren kann, auf die Anwendung der ätherischen Öle zurück.

Meditation hilft gegen ADHS

Eine weitere gesunde Behandlungsmethode von ADHS ist Meditation. Forscher haben verschiedene Studien gemacht, um beispielsweise die Wirkungen der Transzendentalen Meditation (TM) auf ADHS zu untersuchen.

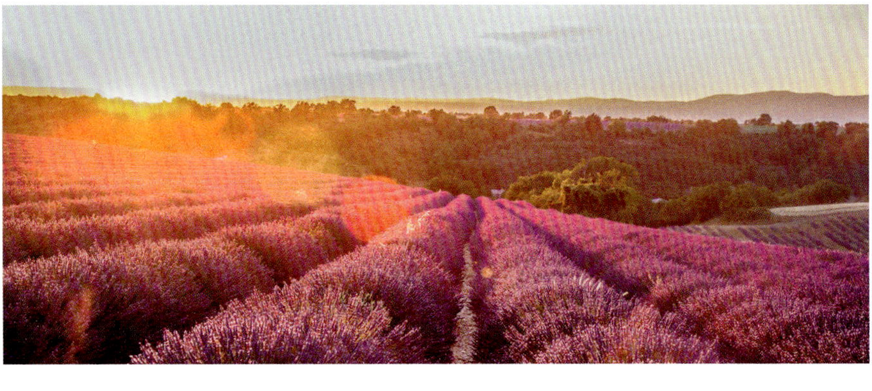

Zu diesen Wirkungen zählen:

- Verbesserte Aufmerksamkeit
- Verbesserung der Verhaltensregulierung
- Verbesserung emotionaler Kontrolle
- Verbessertes Gedächtnis
- Verbesserung des Organisationsvermögens
- Reduktion von Stress und Angst

Die TM-Technik erlaubt dem Geist, auf leichte Weise durch immer stillere Ebenen des Denkens innerlich zur Ruhe zu kommen, bis man die stillste und friedlichste Ebene des eigenen Gewahrseins erfährt – das reine Bewusstsein. Das wird auch automatische Ich-Transzendierung genannt.

Eine im Mind and Brain Journal of Psychiatry veröffentlichte Studie erforschte die Wirkungen von TM auf die Arbeitsleistung und die Gehirnfunktion bei Kindern mit ADHS-Symptomen im Alter von 11-14 Jahren. Die Studie fand heraus, dass sich bei allen Schülern die ADHS-Symptome im Laufe der sechsmonatigen Studie erheblich verringerten. Die Ausübung der TM-Technik zeigte deutliche Abnahmen im Verhältnis der Theta/Beta-Wellen, deutliche Anstiege von Theta-Kohärenz und Anzeichen für erhöhte Beta-Kohärenz während der Aufgaben. Diese Gehirnmessungen wurden von deutlichen Verbesserungen im leichten Umgang mit dem Alphabet und deutlichen Verbesserungen im positiven Verhalten unterstützt, wie die Eltern berichteten.

Im letzten Abschnitt der Forschung füllten die Eltern einen Fragebogen aus, um einzuschätzen, wie sich fünf ADHS-Symptome bei ihren Kindern von Beginn bis zum Ende der Studie ihrer Wahrnehmung nach verändert hatten. Dabei stellte man positive und statistisch signifikante Verbesserungen in folgenden fünf Bereichen fest:

- die Fähigkeit, sich auf die Schularbeiten zu konzentrieren
- organisatorische Fähigkeiten
- die Fähigkeit, unabhängig zu arbeiten

- Glück und
- die Qualität des Schlafs, wie sie bei der Befragung der Eltern berichtet wurden.

Als außerdem die Kinder gebeten wurden einen Fragebogen auszufüllen wie sie sich mit ihrer TM-Praxis fühlten, sagten alle Schüler, es sei eine angenehme Erfahrung und leicht praktizierbar. (Mind and Brain Journal of Psychiatry 2011)

Eine andere Studie beobachtete eine Gruppe von Mittelschülern, die mit ADHS diagnostiziert waren und zweimal täglich in der Schule meditierten. Nach 3 Monaten stellten die Forscher eine 50%ige Verminderung von Stress, Angst und ADHS-Symptomen fest.

Die Kinder zeigten auch Verbesserungen in der Aufmerksamkeit, im Arbeitsgedächtnis, in Organisation und Verhaltensregulierung. Die Lehrer berichteten auch, sie hätten mehr unterrichten können und die Schüler konnten mehr lernen, da sie weniger gestresst und ängstlich waren. (Eureka Alert 2008)

Zu guter Letzt seien die eindrucksvollen Erfahrungen mit Tausenden von Kindern und Jugendlichen in den über 50 Rehabilitationszentren des katholischen Priesters Padre Gabriel Mejia in Kolumbien (Centers Hogares Claret) erwähnt, welche erstaunliche Ergebnisse in der Gesamtleistung und Verhaltensmustern durch TM zeigen.

AYUS Deutschland hat vor kurzem mit seiner OSHADHI-Marke begonnen, bei diesen Zentren in Kolumbien – mit sehr überzeugenden Ergebnissen – die Aromatherapie einzuführen, in Zusammenarbeit mit dem schönen Team von Carla Vescovi und ihrer Aromatherapieschule in Campinas (Brasilien).

Fazit

Fest steht: Aromatherapie und Meditation könnten dazu beitragen, die Symptome von ADHS auf viel sicherere, friedvollere und harmonischere Weise zu lindern als die chemischen Arzneimittel, die Kindern und Jugendlichen zur Zeit verschrieben werden.

Unsere moderne Zeit stellt die Seelen der jungen Generation vor immense Herausforderungen an Stress. Schon für Erwachsene ist die allgemeine Lärm- und Reizbelastung sowie der hektische Lebensstil nicht leicht zu bewältigen – wie soll das sich entwickelnde Nervensystem von Kindern und Jugendlichen erst damit umgehen!

Wenn wir die Probleme unserer Ernährungsgewohnheiten berücksichtigen, bei denen die Nahrung oft der grundlegenden Nährwerte beraubt ist, sowie die Reizüberflutung den ganzen Tag, die Luftverschmutzung usw., dann ist es kein Wunder, dass viele sensible Kinder, die zu vielen Herausforderungen auf einmal ausgesetzt sind, nicht mit diesen umgehen können und ADHS-Symptome entwickeln. Es ist einfach klar, dass das menschliche psycho-physiologische System, vor allem in sehr jungen Jahren, nicht für den modernen äußerst stresserfüllten Lebensstil gemacht ist.

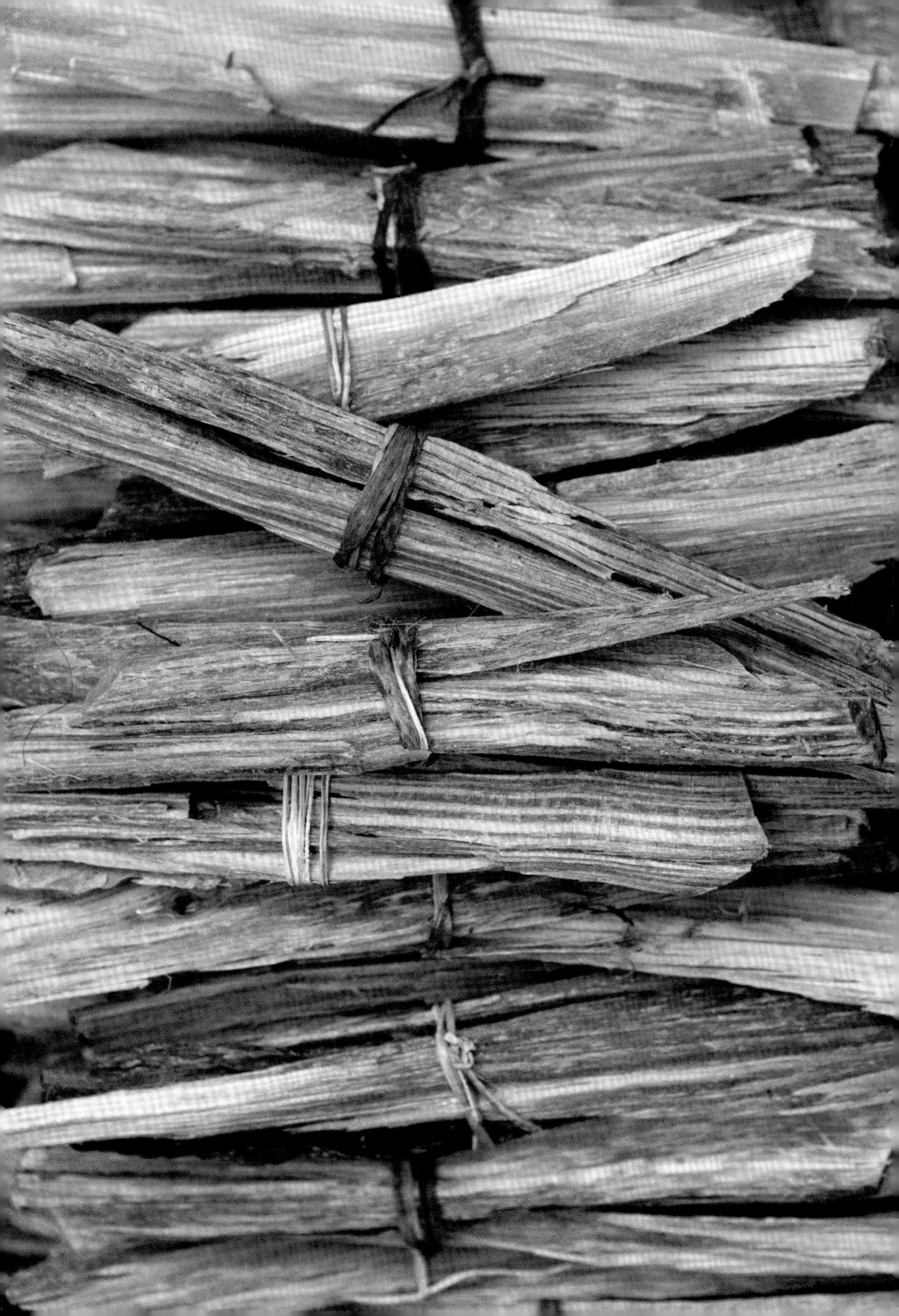

Palo Santo – das magische Holz

Palo Santo, unter der einheimischen Bevölkerung von Ecuador bekannt als der Baum, welcher der Axt, die Wunden schlägt, Duft verleiht, erinnert uns an ein universales Mysterium ausgedrückt in den Symbolen eines Paradoxons: Schmerz oder Todesangst zu begegnen ist ein geheimer Schlüssel, der die Tore zu einer möglichen Wiederauferstehung öffnet.

Dieses Baumgewächs erzeugt in sich selbst den Lohn einer Heilsubstanz mit ihrem staunenswerten Wohlgeruch als einem Geschenk, das durch die Akzeptanz erlangt wird, sich der ‚Tortur' eines unausweichlichen Verfalls zu unterziehen. Der Baum, dessen Lebensspanne auf natürliche Weise durch den Befall eines Insekts begrenzt ist, stirbt nach einer Wachstumsphase von etwa 100 Jahren. Unberührt auf dem Boden liegend braucht es vom Baumsturz an 4-10 Jahre der Reifung, bis sich durch eine spezielle biochemische Metamorphose das kostbare Harz entwickelt.

Indem er somit auf die Verbindung zwischen Tod und Wiedergeburt verweist, bezeichnet das harzreiche Kernholz des Baums die Grenzlinie eines Übergangs nicht nur innerhalb der naturgemäßen Rhythmen der Jahreszeiten, sondern auch diejenige innerhalb der menschlichen Lebenszyklen im Allgemeinen.

Alte heimische Traditionen schreiben Heilungsrituale von Räucherungen mit Palo Santo-Holz vor, um negative Energien abzuwehren und Glück zu bewirken. Es wird auch zur Reinigung der Atmosphäre in Wohnhäusern und als Insektenschutzmittel benutzt. Der Rauch des brennenden Holzes legt einen Bereich einiger sehr tiefgreifender und praktischer Anwendungen im täglichen Leben frei.

Der würzige Duft des Baums verströmt die umarmende Wärme eines ganz außerordentlichen Holzes mit den Obertönen einer leicht krautigen, minzartigen Frische.

Palo Santo ist ein aromatischer wild wachsender Baum, der zur gleichen Pflanzenfamilie der Balsambaumgewächse gehört wie Myrrhe, Weihrauch oder Copal. Der Name bedeutet ‚heiliges Holz' und verweist auf ein uraltes Heilverfahren, das in das Wissen und den zeremoniellen Traditionen der

Schamanen Süd- und Mittelamerikas oder der ‚Curanderos' Eingang gefunden hat. Der Baum ist in den tropischen Wäldern von Peru, Ekuador und der Galapagos-Inseln heimisch.

Ätherisches ÖL

Abgesehen von seinen bisherigen Verwendungen zeigt sich eine ziemlich neue Entwicklung darin, dass die heutige Aromatherapie ihren Fokus auf Palo Santo und das davon herrührende ätherische Öl verlegt hat.

Dieses zauberhafte flüssige Öl erhält man durch Dampf-Destillation des aus dem Baumsturz bezogenen angereicherten Harzes. In manchen Bevölkerungsgruppen werden sogar die Früchte des Baums destilliert, um eine andere Variante des ätherischen Öls dieses wunderschönen Baums zu erhalten.

Von der medizinischen Ebene aus gesehen hat Palo Santo dank bestimmter chemischer Bestandteile wie etwa Limonene, Carvon und andere seinen Nutzen und seine Wohltat erwiesen als ein unschätzbares antiseptisches Instrument für die Behandlung verschiedener Verletzungen wie Verstauchungen, Gelenkbeschwerden, Wunden und anderer. Es wird auch in speziellen therapeutischen Rezepturen als Heilmittel gegen Erkältung, Atemwegserkrankungen und Kopfschmerzen eingesetzt.

Auf der psycho-spirituellen Ebene unterstützt Palo Santo die subtile Energiearbeit in der Meditation. Es hebt die Stimmung des Praktizierenden und hilft auf der emotionalen Ebene gegen Depression und Vertrauen auf verborgene traumatische Schichten, die Angst einflößend sind. Mit Palo Santo in der Massage-Therapie arbeiten die subtilen Energien des ätherischen Öls zusammen, um Balance im Chakra-System herzustellen und das elektromagnetische Feld der menschlichen Aura zu stärken.

Indigene Kulturen sagen, dass sich der Geist von Palo Santo im ätherischen Öl materialisiert und für seine Kraft und seine heilenden Eigenschaften verantwortlich ist.

Anwendungsweisen

Ohne das Vorkommen hautreizender Eigenschaften kann man das Öl direkt auf die Haut auftragen wie z.B. Handgelenk, Nacken oder Schläfen.

Als Massageöl: Gut zu mischen mit einem Trägeröl, z.B. süßem Mandelöl, Sacha Inchi etc. Gut auch zu kombinieren mit den ätherischen Ölen von Weihrauch, Myrrhe, Sandelholz und anderen Holz- und Harzölen.

Zur Raumbeduftung: Auch in Verbindung mit anderen ätherischen Ölen.

Zur Unterstützung der Meditation: alleine oder in Kombination mit anderen ätherischen Ölen.

Auf Reisen: Ein paar Tropfen auf Handgelenke und Nacken als Schutz gegen Einflüsse aus der Umwelt.

Palo Santo Hydrolat

Wie generell beim Destillationsverfahren, liefert das wunderbare Palo Santo Holz auch ein hervorragendes Hydrolat.

Zur Unterstützung der Meditation: vor dem Yoga und der Meditation usw. als Aura-Sprühnebel benutzen**.** Hilft den Geist zu erden und zu beruhigen.

Als Sprühnebel für die Kreativität: Als Aura-Sprühnebel zu benutzen. Beruhigt das Nervensystem und weckt mentale Fähigkeiten gleichermaßen. Sehr geeignet innerhalb von Arbeitsräumen, um Kreativität und Inspiration zu fördern.

Heiße und kalte Kompressen mit Palo Santo Hydrolat: Waschlappen mit einer halben Flasche kalten oder warmen Palo Santo-Hydrolats durchtränken. Auswringen. Waschlappen glatt streichen und auf die Brust legen. 10 Minuten oder länger liegen lassen. Nach Wunsch beliebig wiederholen. Als Mittel der Wahl bleibt auch, mehr Hydrolat für die Kompresse zu verwenden oder es mit Wasser verdünnen (im Verhältnis ½). Reinigt die Lungen und unterstützt die Atmung.

Zur Reinigung als Raumspray: Mehrmals am Tag in beliebigen Räumen versprühen. Erhebt den Geist und stärkt die spirituelle Verbindung. Reinigt von beliebiger negativen Energie. Sehr nützlich in Hotelzimmern und auf Hotel-Matratzen, um sie von den energetischen Rückständen ehemaliger Gäste zu reinigen.

Als Spray für die Yoga-Matte: Besprühen, eine Minute liegen lassen und dann ausstreichen. Frischt auf und reinigt muffige Matten. Yoga-Matte bitte auf geeignete Qualität vorher überprüfen.

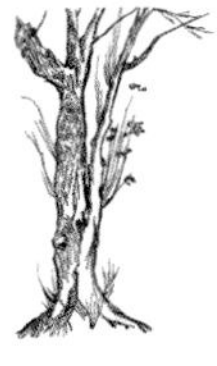

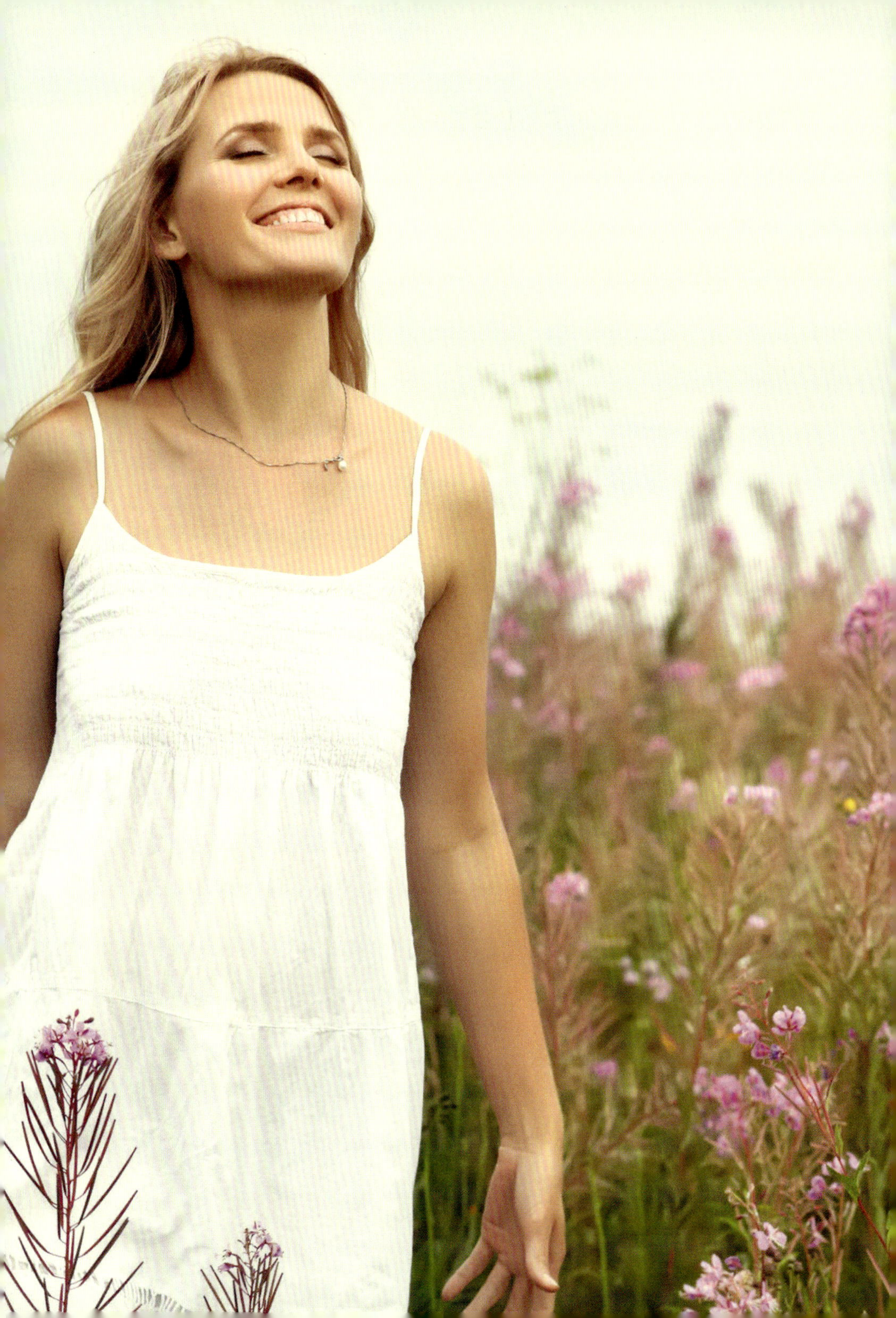

Entgiftung mit ätherischen Ölen

Der Frühling und der Herbst sind die ideale Zeit für eine Entgiftung.

Alle Kulturen der Welt – einschließlich die ayurvedische und die chinesische Heilkunde – haben seit Jahrhunderten ihre Entgiftungsmaßnahmen, die dem Körper von innen heraus entlasten, reinigen und nähren. Durch Beseitigung und Ausscheidung von Toxinen und der anschließenden Zuführung von gesunden Nährstoffen kann Entgiftung vor Krankheit bewahren und eine optimale Gesundheit erhalten.

Entgiftung ist ein natürlicher und ständiger körperlicher Vorgang. Ständig scheiden wir überschüssige Toxine durch unser Verdauungssystem, die Harnwege, den Kreislauf, die Atemwege und die Lymphe aus – und durch das größte Organ unseres Körpers: die Haut.

Der Körper des Menschen ist so angelegt, dass er natürlich auftauchende Toxine ausscheidet, doch werden wir durch unsere modernen Essgewohnheiten zunehmend von neuen Toxinen bombardiert – sei es durch denaturierte Nahrung und Getränke, durch regelmäßigen Konsum von Alkohol und Zigaretten, durch Schädlingsbekämpfungsmittel, Unkrautvernichtungsmittel und Kunstdünger in der Landwirtschaft, durch zahllose Produkte, die aus Erdöl hergestellt wurden, durch Luft- und Wasserverschmutzung usw.

All das führt zu immer größeren Problemen in unserer modernen Gesellschaft und erhöht die bereits existenten Herausforderungen unseres täglichen Lebens.Warum wundern wir uns immer noch, dass wir uns oft so müde fühlen, auch wenn wir gut geschlafen haben, oder dass wir uns aufgrund mangelhafter Verdauung schwer fühlen und lustlos sind? Wir müssen den Körper einfach so stärken, dass er sich selbst von den angesammelten Giftstoffen befreit – und zwar regelmäßig! Blähungen im Darm, Mundgeruch, Anfälligkeit für Erkältungen, hormonelles Ungleichgewicht, Hautprobleme, schwacher Kreislauf, Stimmungsschwankungen, Depression, vermehrte Schleimbildung.

All dies sind klare Symptome von zu vielen Giftstoffen, um die wir uns kümmern müssen, wenn wir schlimmere Probleme vermeiden wollen, sprich chronische Krankheiten wie Krebs, Diabetes, Kreislaufprobleme.

Ätherische Öle aus Arzneipflanzen können den Entgiftungsprozess ebenso wie Kräuter wirkungsvoll unterstützen. Sie sind von Natur aus reinigend, denn die Pflanzen setzen sie bereits auf diese Weise ein bzw. schützen sich durch sie vor verschiedenen Angreifern wie Viren, Bakterien, Pilzen und Parasiten.

Ätherische Öle können tatsächlich eine große Vielfalt verbreiteter Beschwerden lindern, indem sie den Körper dabei unterstützen, sich selbst von gefährlichen Toxinen zu befreien. Wenn man sie begleitend zu entgiftender Diät und Kräuteranwendung benutzt, ergänzen sie den ganzheitlichen, natürlichen Reinigungsprozess.

Durch Massage und kombiniert mit ausgewählten pflanzlichen Ölen gelangen die ätherischen Öle durch die Poren unserer Haut ins Blut und durch das Kreislauf- und Lymphsystem zu allen Bereichen des Körpers. Aber auch die Inhalierung mit ausgewählten Ölen oder das bloße Riechen kann bereits über die Atemwege eine sofortige Wirkung der Entgiftung bewirken. Die Wissenschaft hat bewiesen, dass ätherische Öle chemisch äußerst komplex sind.

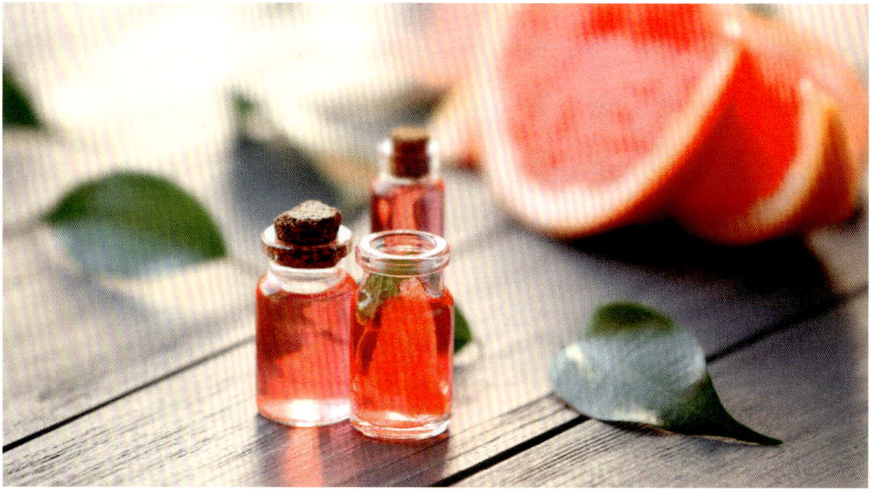

"Dieser wunderbare „alchemistische" Reichtum ihrer Bestandteile ist es, der – sofern er rein erhalten und nicht verfälscht wird – eine unmittelbar heilende und reinigende Wirkung auf unseren Körper, unser Gemüt und unseren Geist haben wird".

Candace Pert

Entgiften mit ätherischen Ölen

Man kann die ätherischen Öle Liebstöckel und Sellerie benutzen, die durch ihren hohen Phtalidesanteil besonders stark die Entgiftung aktivieren und bekannt dafür sind, die Nieren- und Leberfunktionen zu stärken. Beide Öle lassen sich gut mit anderen entgiftenden Ölen kombinieren wie Wacholderbeere, besonders interessant für die Nieren und Lymphe, Rosmarin Verbenon und Grönländisches Moos (Ledum) – leberanregend – oder Zitrone und Grapefruit – regenerierend, belebend für Kreislauf und Leber.

Dies ist nur eine Mischung von vielen weiteren Möglichkeiten, die Ihnen eine Anregung für eine sehr kraftvolle Entgiftungskur sein kann.

Hier ein Entgiftungsrezept von Aude Maillard:

- Karottensamen: 0,6 ml (20 Tropfen)
- Liebstöckel: 0,6 ml (20 Tropfen)
- Pfefferminz: 0,6 ml (20 Tropfen)
- Rosmarin Verbenon: 1 ml (40 Tropfen)
- Zitrone: 1 ml (40 Tropfen)

Nehmen Sie zwei bis drei Wochen lang morgens und abends zwei Tropfen dieser Mischung, vermischt mit Honig oder einem Trägeröl (Olivenöl, Sonnenblumenöl usw.). Vermeiden Sie in dieser Zeit lange Sonnenbäder.

Wie entgiftet man mit ätherischen Ölen?

Ätherische Öle sind hoch konzentriert, deshalb sollte man vorsichtig bei ihrer Einnahme sein und sich vergewissern, dass keine Kontraindikationen vorliegen.

Wir empfehlen für eine Entgiftung mit ätherischen Ölen, dass Sie Ihre "Detox Mischung" zweimal täglich mit einem Teelöffel Honig oder ein Trägeröl Ihrer Wahl einnehmen.

Entgiften mit Hydrolaten

Hydrolate lassen sich großzügiger einnehmen, denn sie sind leicht einsetzbar und werden vom Körper sehr gut toleriert. Man kann nur ein Hydrolat verwenden, aber es ist auch sehr interessant, Hydrolate zu einer Synergie zu vermischen.

Die fünf folgenden Hydrolate sind dafür bekannt, die Entgiftungsfunktionen des Körpers anzuregen:

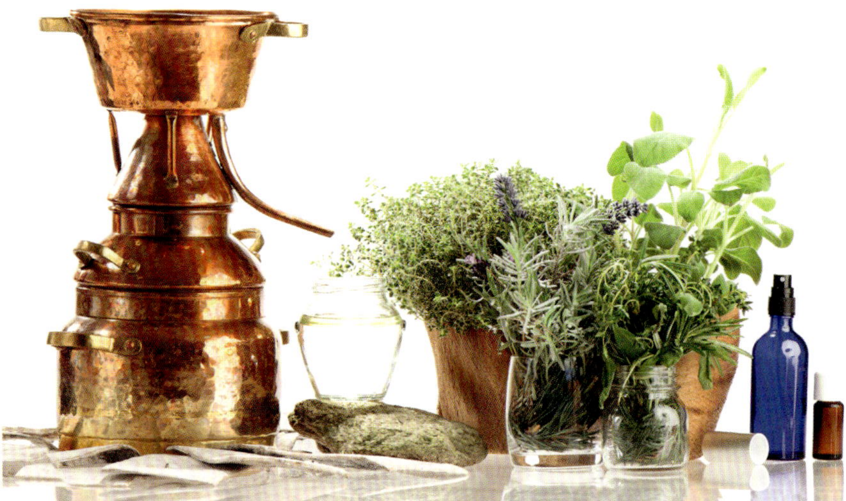

- Karottensamen-Hydrolat – *Daucus carota*: Karottenhydrolat ist ein regenerierendes Hydrolat, das Leber, Gallenblase und Nieren reinigt und anregt. Als stärkendes und entgiftendes Tonikum hilft es dem Körper, sich an den Wandel der Jahreszeiten anzupassen.

- Grönländisches Moos Hydrolat – *Ledum groenlandicum*: Durch Dampfdestillation der Blätter erhält man ein sehr wirkungsvolles, reinigendes Hydrolat. Ledum wird vor allem aufgrund seiner entgiftenden und reinigenden Eigenschaften und zur Leberregeneration eingesetzt. Es ist ebenfalls sehr hilfreich bei Lebensmittelvergiftung und zur Regeneration und Reinigung der Bauchspeicheldrüse. Ledum Hydrolat hat einen sehr einzigartigen Geschmack (intensiv und harzig), aber da es so konzentriert ist, reicht bei Ihrer Zubereitung bereits eine kleine Menge.

- Rosmarin Vebernon – *Rosmarinus officinalis CT verbenon*: Dieses Hydrolat trägt dazu bei, die Leberzellen zu schützen und zu regenerieren. Es fördert die Verdauungskraft, indem es die hepatobiliären Funktionen stärkt. Laut chinesischer Medizin eignet sich der Frühling am besten, um Rosmarin Hydrolat zu trinken, da die Leber in dieser Jahreszeit Energie braucht.

- Wacholder Hydrolat – *Juniperus communis:* Als Symbol der Lebenskraft stärkt Wacholder sehr wirksam die Nieren, vor allem bei Stauung im Nierenbereich. Wacholder Hydrolat wird oft aufgrund seiner entgiftenden Wirkung und gegen Wasseransammlung verwendet. Man kann es auch bei Cellulite und zur Gewichtsreduktion einsetzen.

- Helichrysum Hydrolat – *Helichrysum italicum*: Dieses Hydrolat reinigt das Blut, regt Bauchspeicheldrüse und Gallenblase an und trägt dazu bei, Toxine aus dem Körper auszuscheiden. Es belebt auch den lymphatischen und den Blutkreislauf. Helichrysum Hydrolat wirkt Wunder bei Kreislaufproblemen und Wasseransammlungen.

Wie stellt man ein Detox Hydrolat her?

Eine Detox Kur mit einem Hydrolat kann man leicht in 15-20 Tagen machen. Sie können Ihr Hydrolat auf zwei verschiedene Weisen benutzen:

Als aromatisiertes Wasser: Geben Sie einen Esslöffel des Hydrolats (bei Ledum Hydrolat ½ Esslöffel) in einen Liter Wasser. Trinken Sie es über den Tag verteilt.

Mit heißem Wasser: Vermischen Sie einen Teelöffel des Hydrolats mit einer Tasse heißem Wasser. Trinken Sie dreimal täglich davon.

Eine sehr sanfte, aber wirkungsvolle Weise, ätherische Öle zur Entgiftung zu benutzen, ist eine Massage oder ein Bad.

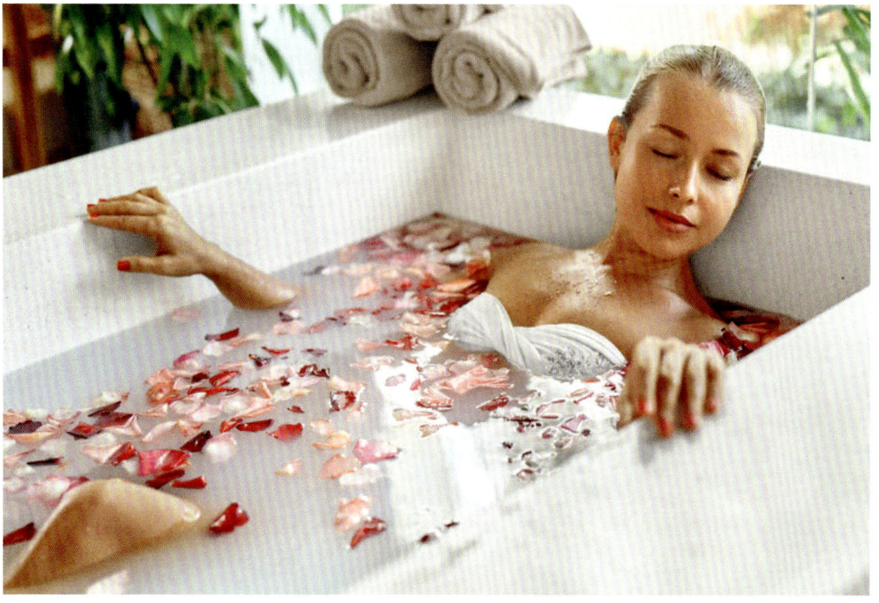

Massage und Badeöl Detox

Das folgende Rezept wird die Entgiftung Ihres Körpers unterstützen und sollte mit 100 ml Ihres bevorzugten Trägeröls verdünnt werden:

- Grapefruit ätherisches Öl: 10 Tropfen
- Wacholderbeere ätherisches Öl: 5 Tropfen
- Helichrysum ätherisches Öl: 4 Tropfen
- Zitrone ätherisches Öl: 3 Tropfen
- Rosmarin ätherisches Öl: 3 Tropfen

- Lorbeer ätherisches Öl: 2 Tropfen
- Pfefferminz ätherisches Öl: 1 Tropfen

Benutzt man diese Mischung als Massageöl, sollte man am besten die Einwirkung direkten Sonnenlichts vermeiden, da die ätherischen Zitrusöle eine Sonnenüberempfindlichkeit bewirken können. Sie können auch probieren, diese Lösung mit 2 Tassen Epsom Salz zu vermischen und sie zu Ihrem Badewasser hinzuzugeben, um die Entgiftung noch zu intensivieren.

Mit diesen wunderbar heilenden Verbündeten der Natur werden Ihr Körper, Ihr Geist und Ihre Seele verjüngt – Sie werden sich frisch und fit fühlen, um im Licht der aufgehenden Sonne zu atmen und in voller Freude zu leben!

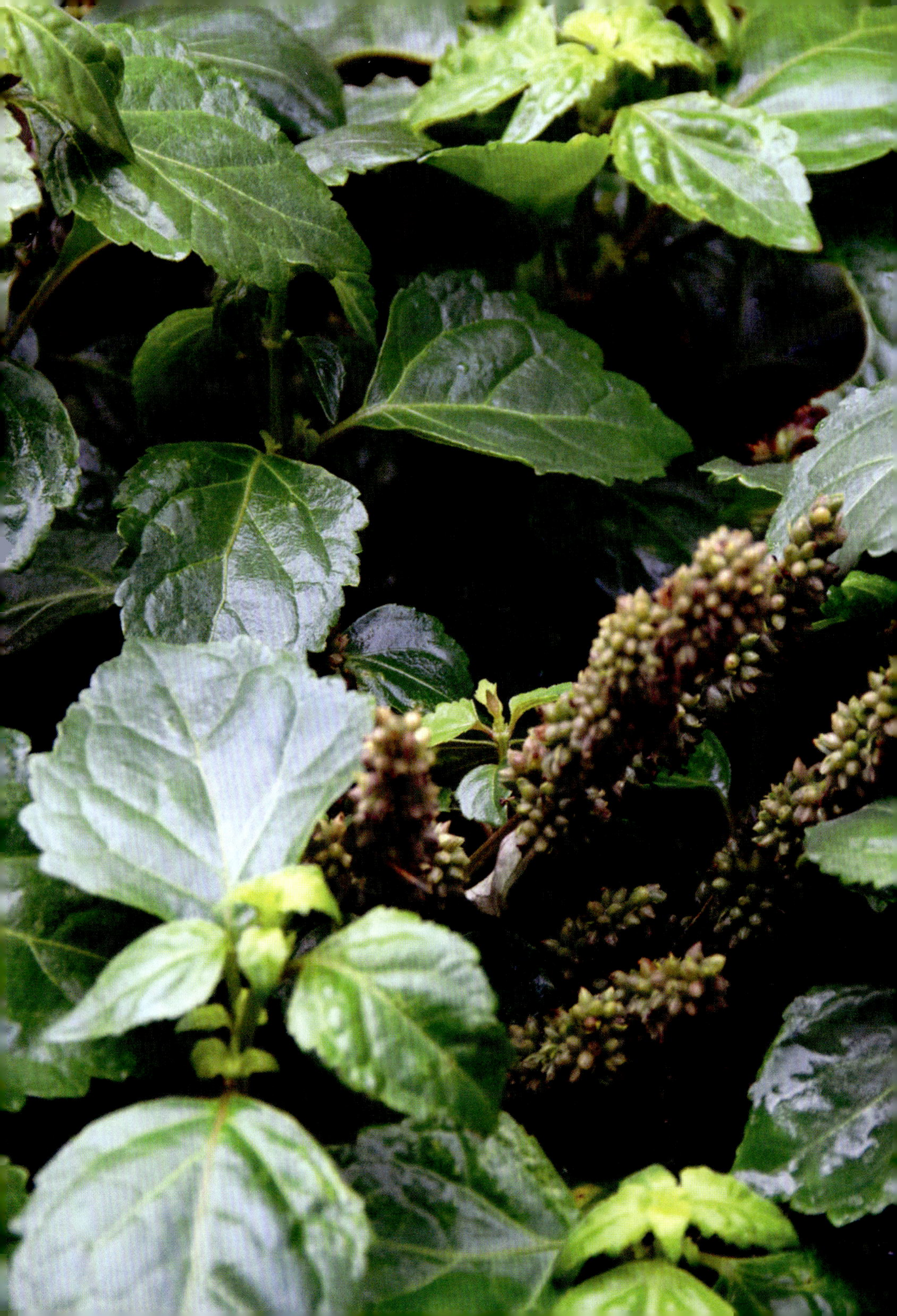

Patchouli:

Das kraftvolle Öl aus dem „Grünen Blatt"

Dem Duft dieses einzigartigen Öls kann man sich nicht so leicht entziehen: Patchouli ist ein erstaunliches Öl, das dich mit der Tiefe der Erde verbindet, dir Bodenhaftung verleiht – und dich so an den Körper heran führt. Der Name „Patchouli" entstammt der Tamil-Sprache Süd-Indiens: „patchai" bedeutet so viel wie „grün" und „ellai" bezeichnet „Blatt". In der Tat wartet dieses „grüne Blatt"-Öl – populär damals während der Hippie-Zeit – mit allerlei Geheimnissen und Wundern auf, die es auszumachen und zu entdecken gilt…

Ursprung und Verarbeitung

Patchouli zählt als Spezies zur Gattung Pogostemon und gehört zur Pflanzen-Familie der Lamiaceae, unter die auch Lavendel, Basilikum, Salbei etc. fallen. Es ist ein buschiges, ganzjähriges Kraut mit Blättern, die dem Pfefferminz ähnlich sind, und verfügt über einen aufrechten, robusten, behaarten Stiel, der an die 0,75 Meter hoch wächst und ausladende, leicht pelzige Blätter von

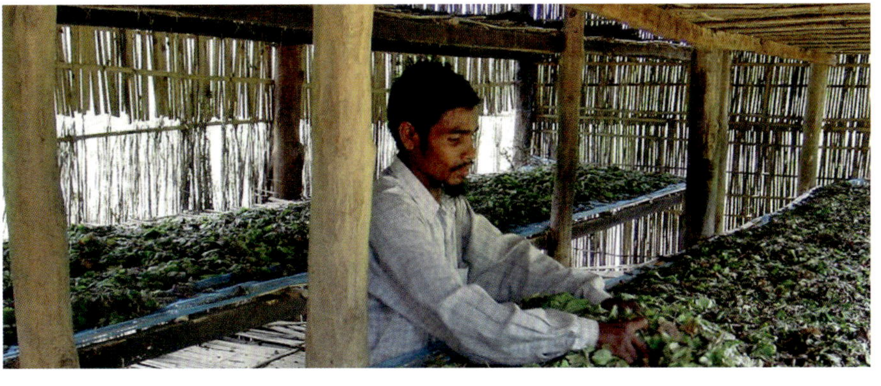

überraschendem Duft trägt. Die Blüten sind von grünlich-weißer Farbe, nicht selten mit einem Einschlag von lila.

Das Kraut ist in den tropischen Regionen Asiens beheimatet, vor allem Malaysias, Indonesiens und Indiens, wird heute jedoch großflächig auch in China, Taiwan, auf den Philippinen, in Thailand, Vietnam und sogar in West-Afrika angebaut. Man schneidet die Pflanze zwei oder drei mal pro Jahr, wobei die Blatt-Ernte die höchste Qualität während der Regenzeit ergibt.

Die Duft-Note lässt sich mit den Eigenschaften von holzig-harzig, erdig, exotisch bis rauchig beschreiben, Anteile von Amber, Vanille und Cistrose sind mit enthalten. Der Duft des ätherischen Öls steigert sich mit dem Alter, das dann zu einer mehr abgerundeten Note beiträgt.

Das ätherische Öl wird mittels Dampf-Destillation der getrockneten, leicht fermentierten Blätter gewonnen, mit einer Ausbeute von 2-3 % an Öl. Die sogenannte „thermische Abwertung" verschiedener Komponenten des Öls ist dem üblichen Verfahren einer langen 8-11 stündigen Destillation geschuldet. Qualitäts-Kontrolle „vom Ursprung her" beim Erwerb von Patchouli ist deshalb eine unabdingbare Voraussetzung. Es hat sich erwiesen, dass die superkritische Kohlen-Dioxid- Extraktion (sc C02) eine höhere Ausbeute und bessere Qualität des Öls erbringt.

Die chemischen Komponenten von Patchouli sind primär Sesquiterpene und Sesquiterpenole, welche den relativ hohen Grad an Schwere und Dichte des

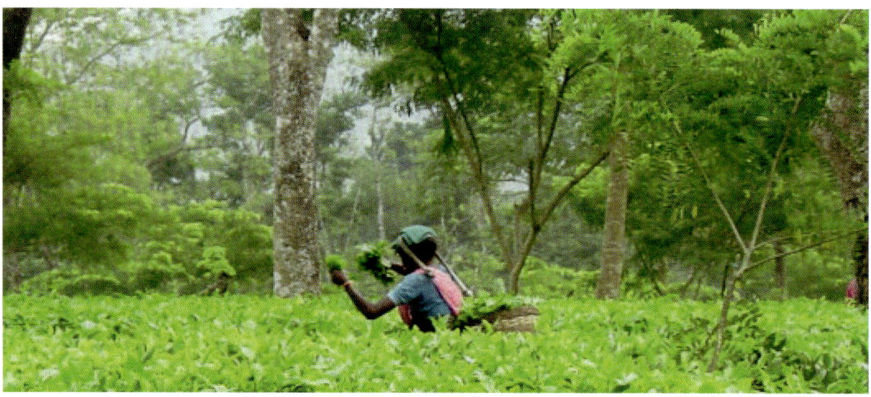

Öls erklären, eine Eigenschaft, die man nicht gerade von einem „Grünen-Blatt-Öl" erwarten würde.

Patchouli erfreute sich zu unserer Zeit in den sechziger und siebziger Jahren einer zunehmenden Beliebtheit in den USA und Europa. Noch immer zählt es zu den bevorzugten Düften bei den Vertretern der Gegen-Kultur. Heutzutage wird das ätherische Öl weitestgehend in der Parfüm-Industrie benutzt – nicht zuletzt gerade wegen seiner „Basis-Note", was so viel heißt, dass es die Verdunstung anderer ätherischer Öle innerhalb der Mischung verzögert oder niedrig hält, was zum Erhalt des Duftes über eine längere Zeit hinweg beiträgt.

Wertvolle Bestandteile mit reichen Heil-Wirkungen

Patchouli wurde dank seiner Eigenschaft als Insektenschutz-Mittel von Handels-Reisenden entlang der Seidenstraße zwischen dem Mittleren Osten und Europa benutzt. Sie pflegten Schichten getrockneter Blätter zwischen die Seiden-Waren zu legen, um Motten von der Eiablage zwischen den Textilien abzuhalten. Dementsprechend war der Duft von Patchouli allgegenwärtig in indischen Kleider-Fabriken des 18. und 19. Jahrhunderts.

Mit seinen moschusartig-würzigen Grundnoten sticht Patchouli aus der Palette der ätherischen Öle heraus. Dank seiner hohen Anteile an schweren Komponenten (hauptsächlich Moleküle mit 15 Kohlenstoff-Atomen) sind seine regenerativen, reinigenden und tonischen Wirkungen für die Haut

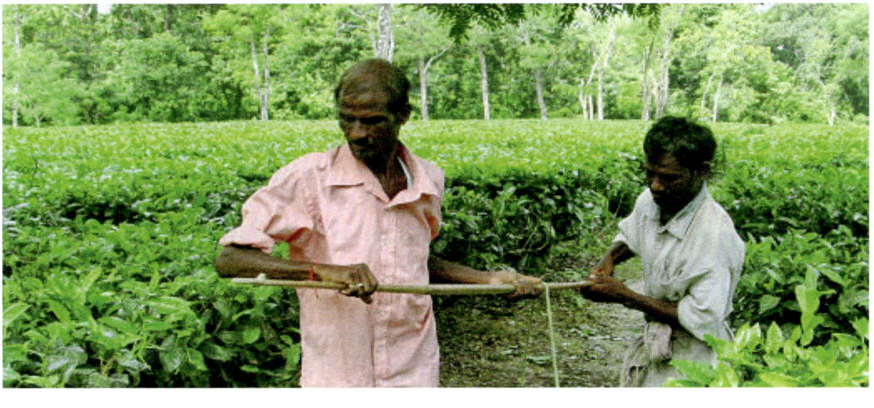

(Akne, Herpes, aufgeplatzte Haut etc.) bemerkenswert und sind als solche in der Volks-Medizin Asiens gut beschrieben worden. Patchoulis adstringierende Eigenschaften verhindern ein vorzeitiges Altern der Haut und helfen in hervorragender Weise, das Gewebe zu regenerieren, nützlich auch in Fällen von Hauterschlaffung, Varikosen und als interessante Helfer gegen Haarausfall. Starke Wirkungen zeigt das Öl in Fällen von Entzündungen, vornehmlich als Ergebnis von Fieber. Oft wird es eingesetzt gegen Arthritis und Gicht und – ähnlich anderen ätherischen Ölen – hat es eine Stellung im Kampf gegen pilzverursachte sowie bakterielle Infektionen. Darüber hinaus verfügt es über wundheilende sowie antiseptische Eigenschaften und ist ein ausgezeichnetes Diuretikum.

Mittel für den Stimmungs-Ausgleich und Anti-Depressivum

Innerhalb der Aroma-Therapie ist Patchouli ein anerkanntes Mittel für Simmungs-Ausgleich, wo Überarbeitung, extreme mentale Aktivität und Stress das Immun-System geschwächt haben, und Körper, Herz und Geist vermehrt der Stärkung bedürfen.

Erfahrungen bestätigen, dass Patchouli hilfreich ist in Fällen von Schlaflosigkeit und Depression. Es erlaubt, über Gefühle von Traurigkeit oder Verlust hinweg zu kommen, hebt Emotionen an, lässt Enttäuschung überwinden und baut angesammelte Spannungen ab. Das ist zum Teil der Tatsache geschuldet, dass Patchouli positiv zu unserem hormonellen Gleichgewicht beizutragen vermag. Indem es die Freisetzung von Wohlfühl-Hormonen wie Serotonin und Dopamin stimuliert, können sich Angst, Zorn und Traurigkeit leichter auflösen.

Allein die Einatmung von Patchouli-Öl vermag den Geist zu erden und das Gefühl, „inkarniert“ zu sein zu verstärken, was so viel heißt, sich wieder mit der Erde zu verbinden. Mit diesen erdenden Eigenschaften vermögen wir unsere Aufmerksamkeit der äußeren wie der inneren Schönheit gleichermaßen zuzuwenden. Wen wundert es, wenn Patchouli als guter Anker für den Geist während und nach der Meditation hilft. Seine warmen Eigenschaften erheben das Herz, energetisieren die Nerven und geben dem Wunsch Nahrung, „hier“ zu sein und sich an der Welt in einer mehr ausgewogenen Art zu erfreuen.

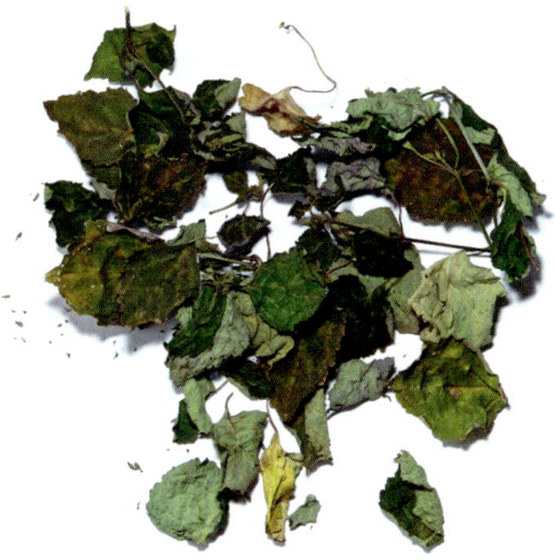

Eine magische Pflanze

Dank seiner Pheromon-Komponente vermag das Kraut sowie das Öl als Aphrodisiakum zu wirken. In diesem Falle verbindet die spezielle Alchemie der Pflanze in zweierlei Weise deren aphrodisische Qualitäten mit ihren anti-depressiven Eigenschaften. Die subtilen Energien werden auf natürlichem Wege angehoben und die Phantasie vermag ihre Flügel auszubreiten.

Patchouli ist wahrlich ein „magisches Blatt“ – und unterscheidet sich als solches deutlich von den üblichen Duft-Profilen dieser Pflanzen-Gruppe (lamiaceae)!

Niemand würde eine derartig abgerundete, volle Erdnote von Duft beim Anblick dieser Pflanze erwarten. Allein eine kurze Berührung und die Zerreibung eines Blattes lässt den Hippocampus des Gehirns Salto-Mortale vor Überraschung schlagen. All diese unglaublichen Düfte von Mutter Natur! Urtümliche Geheimnisse der Evolution, uralte Wissens-Flüsse, die sich im globalen Ozean ethno-medizinischer Heilung vereinigen – dazu angelegt, unsere Erden-Reise tiefer und freudvoller werden zu lassen.

Einige Zeugnisse zu Patchouli

„Hilft mir bei emotionalen Ausbrüchen und zum Einschlafen. Ich benutzte es auch als Deodorant. Zählt zu meinen Favoriten. Ich reib es mir auf Gesicht und Brust und leide nicht mehr unter Schlafstörungen“

Brandy N.

„Ich benutze Patchouli in meinem Zerstäuber als Hilfsmittel gegen Angst und Depression, und auch für die Haut.“

Ron K.

„Nutze es gegen Fieber, und um Angstgefühle zu erden und zu beruhigen. Wende es auch als Spray an. Und das ist bloß die Spitze des Eisbergs für mich und Patchouli.“

Allison P.

„ Es festigt lockere Haut und regeneriert mein Gewebe. Wenn du den Duft nicht magst, vermisch es mit anderen Ölen, es ist zu gut, um nicht benutzt zu werden.“

Joyce S.

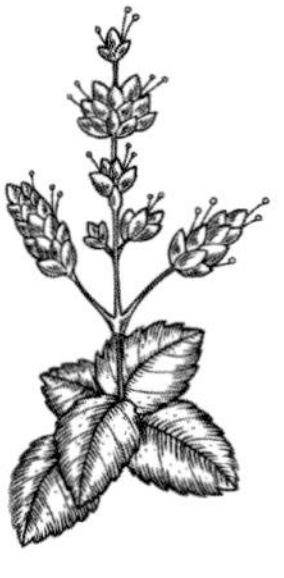

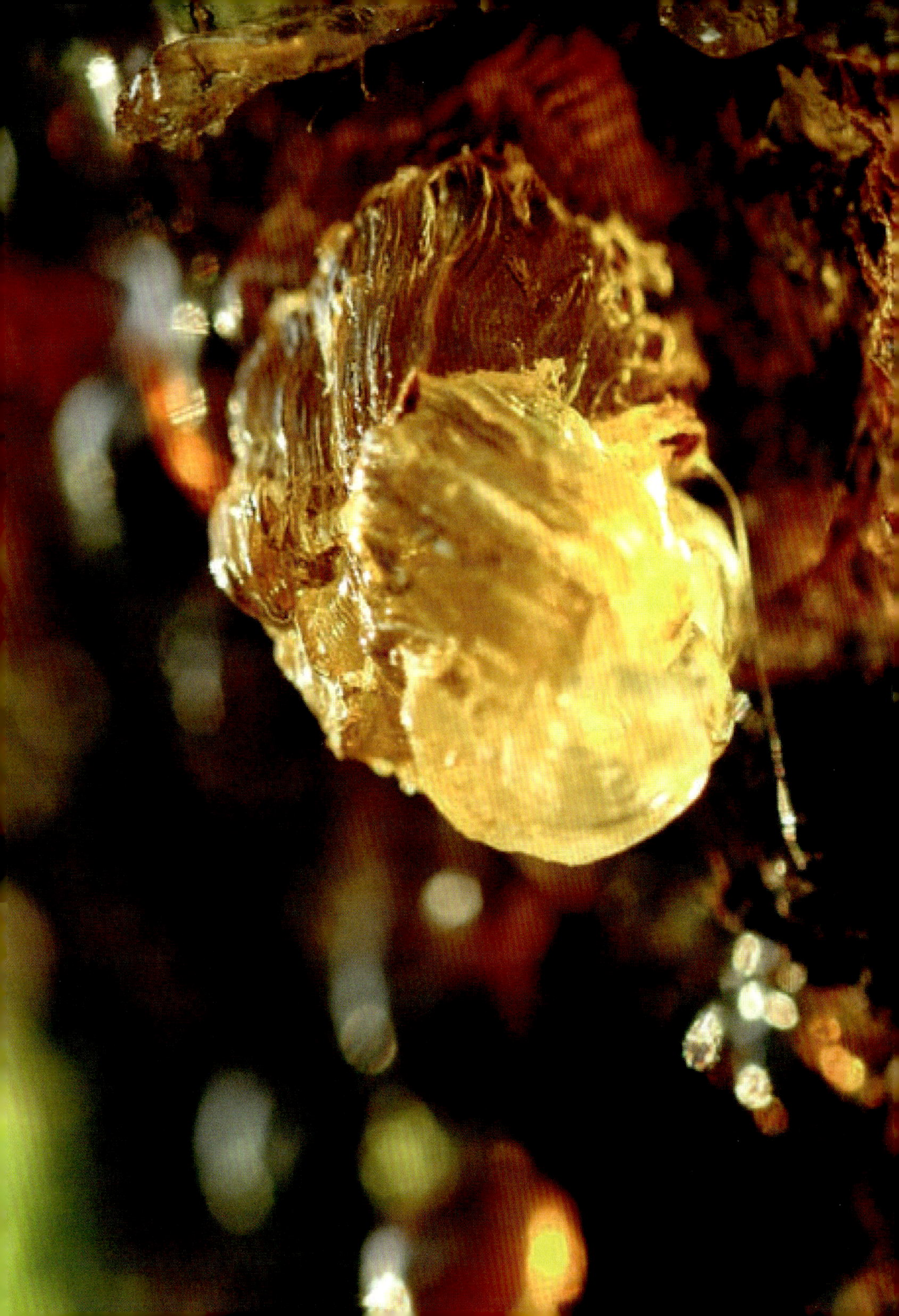

Weihrauch

Erleuchtung für Körper und Seele

Der Geist des Heiligen und der Meditation umgibt Weihrauch von alters her. Harze und ihre Öle (Weihrauch, Myrrhe, Benzoin, etc.) werden häufig mit Räuchern und Reinigung in Verbindung gebracht. Sie schaffen eine geistige Atmosphäre, „vertikal" wie Rauch, der zum Himmel steigt. Vertikal bedeutet auch fort von den Begrenzungen weltlicher „Stimmungen und Geschäfte" mit den damit verbundenen Kämpfen und Spannungen – zurück zu den Tiefen der eigenen Seele.

Weihrauch besitzt jene Macht, das menschliche Bewusstsein zu jener „anderen" Ebene anzuheben, indem es die Nerven von extremer Spannung befreit und uns erlaubt, uns auf die zugrunde liegende transzendentale Einheit unseres inneren Selbst zu fokussieren.

Eine spirituelle Substanz, von alters her in Gebrauch

Im alten Ägypten, bezeichnete man mit Weihrauch, auch als „Olibanum" bekannt, „jene Substanz, die einen göttlichen Zustand herbei zu führen vermag". Man fand sie im Grab des ägyptischen Königs Tutanchamun, der

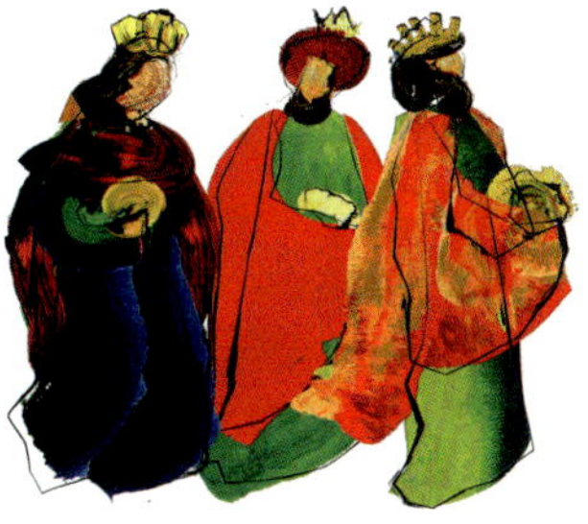

vor ungefähr 3330 Jahren starb. Zu jener Zeit benutzte man Weihrauch als ein Mittel, die Seele ihre Weg zurück in die höheren Dimensionen finden zu lassen. Im Neuen Testament brachten die drei Magier aus dem Osten, die gekommen waren, um das neugeborene Kind zu sehen, Weihrauch als eines ihrer Geschenke mit.

Das aromatische Harz von Weihrauch wird von Bäumen gezapft aus der Gattung Boswellia, insbesondere Boswellia Sacra und Boswellia Carterii (Burseraceae). Um die sogenannten „Tränen" des Harzes zu gewinnen (wegen ihrer tränenähnlichen Tropfenform), wird die Rinde des Baumes angeschnitten, was dazu führt, dass das gelblich bis weiße Harz heraus fließt und aushärtet.

Man kann das Harz von Bäumen ernten, die mindestens acht bis zehn Jahre alt sind. Zwei oder drei mal pro Jahr kann man es abkratzen, wobei der letzte Eingriff die beste Qualität ergibt. Die Ernte eines einzigen Baumes kann zwischen zehn bis zwanzig Kilo Harz pro Jahr ergeben. Allerdings braucht es danach eine Ruhephase für einige Jahre.

Schon immer hat sich Weihrauch einer hohen Wertschätzung nicht nur seines angenehmen Duftes wegen erfreut, sondern vor allem auf Grund seiner heilenden Eigenschaften.

Die heilenden Eigenschaften von Weihrauch

Stark entzündungshemmend: Seit langem wird Weihrauch gegen chronische Entzündungen, insbesondere gegen rheumatische Beschwerden genutzt. Patienten, die an Polyathritis leiden, erreichten eine Schmerzlinderung von 60-70%, wobei sich sowohl die Schwellung wie die Versteifung der Gelenke stark zurück bildete. Das erklärt sich aus der Tatsache, dass Schmerzen von Entzündungs-Mediatoren ausgelöst und unterhalten werden, den sogenannten Prostaglandinen. Die allopathische Medizin bekämpft die Synthese der Prostaglandine und die durch sie verursachten Schmerzen mittels Antirheumatika oder Cortison, wohingegen Weihrauch dieselbe Fähigkeit besitzt, allerdings ohne die Folgen unerwünschter Nebenwirkungen. Klinische Studien an Universitäten und Krankenhäusern haben diese positiven

Reaktionen bewiesen, und es besteht Hoffnung, dass Weihrauch in Zukunft wenigstens teilweise den Einsatz jener modernen allopathischen Medizin zu ersetzen vermag.

Das wunderbare Weihrauchharz mit seinen heilenden Eigenschaften kann bei allen Arten von Entzündungen eingesetzt werden, speziell bei Gelenkproblemen, wie auch bei allen sonstigen Entzündungen, z.um Beispiel

des Harntraktes, des Dickdarms etc.

Schafft Erleichterung für das Atmungs-System: Das ätherische Öl hat eine intensive Wirkung auf das Atmungs-System, nützlich in Fällen von Katarrh, Asthma, Bronchialhusten, Grippe und selbst von bronchogenen Asthma-Anfällen, weil es hilft, die Atemfrequenz zu verlangsamen und das Atemvolumen anzuheben. Weihrauch vertieft und revitalisiert den Atem. Dies ist ein Phänomen, das auf natürliche Weise auch durch Meditation geschieht, was die Verbindung erhellt zwischen Weihrauch und dem natürlichen Zugang zu unserem Selbst-Gewahrsein.

Schleimlösend: In Anwendung als Mittel für die Inhalation entfaltet das ätherische Öl in Fällen von Husten und Erkältung seine schleimlösende Wirkung. Außerdem ist es hilfreich, um im Winter Krankheiten abzuwehren. Einfach nur zwei bis drei Tropfen Weihrauch auf den Nacken gerieben oder in einen Zerstäuber in einem Raum gegeben, schafft eine natürliche Barriere gegen Viren.

Hautschutz: Die heutige kosmetische Industrie bietet Produkte an, die Weihrauch enthalten, auf Grund seiner guten Resultate im Hinblick auf die Verjüngung der Gesichtshaut, indem es Faltenbildung und Narbenbildung vermindert. Sehr wirksam ist Weihrauch in Fällen von Akne und vielen anderen Hautbeschwerden, angefangen von kleineren bis hin zu Hautkrebs.

Ganzheitliches spirituelles Heilmittel: Einhellig bekannt im Rahmen seiner religiösen und rituellen Verwendung, gleicht Weihrauch das „emotionalen Bewusstsein" im Menschen aus. Ihm kommen ausgesprochen besänftigende Wirkungen zu, ohne Erscheinungen von Müdigkeit, wobei die mentale Klarheit unterstützt wird.

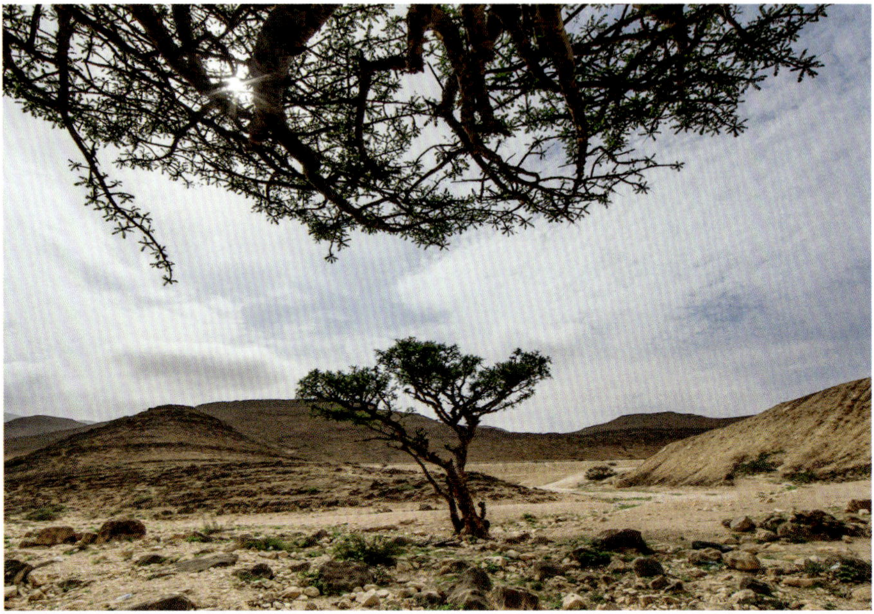

Weihrauch vermag auch Depressionen in positiver Weise zu beeinflussen. Er hat einen beruhigenden Effekt auf das Nervensystem und vermindert infolgedessen Angst und nervöse Spannungen.

Krebsbehandlung: Eine der bemerkenswertesten Eigenschaften von Weihrauch ist seine Wirkung auf Krebszellen. Es ist heute wissenschaftlich erwiesen, dass die Anwendung von Weihrauch-Auszügen deutliche Ergebnisse in der Behandlung von Tumoren und Krebs vorweist, die der darin enthaltenen sogenannten „Boswellia-Säure" geschuldet sind. Allerdings gilt zu sagen: auch wenn das Harz eine hohe Konzentration dieser Säure vorweist, so ist doch im destillierten ätherischen Öl nur ein geringer Anteil davon enthalten. So mag es denn auch zu früh erscheinen, Schlussfolgerungen zu ziehen im Hinblick auf die globalen anti-kanzerogenen Eigenschaften von Weihrauch mit seinen unterschiedlichen Auszügen, wie den ätherischen Ölen, dem Hydrolat, dem Alkohol- oder CO2- Auszug etc, da erst einige wenige wissenschaftliche Studien an Krebszellen vorliegen – letztere aus Forschungen in vitro.

Nichtsdestoweniger bezeugen zahlreiche persönliche Aussagen, dass Weihrauch in all seinen unterschiedlichen Formen in der Tat einen bemerkenswerten anti-tumorösen Effekt aufweist. Im Hinblick auf einen ernst zu nehmenden Zugang zur Krebsbehandlung sollte Weihrauch uneingeschränkt als ein wichtiger Verbündeter betrachtet werden.

Man mag diese Tatsache mehr mit dem Hydrolat verbinden, das reicher an Boswellia-Säure zu sein scheint, da die aromatischen Säuren ganz allgemein während der Destillation vom Wasser absorbiert werden und zu sehr geringen Anteilen in den ätherischen Ölen vorkommen.

Isolatioristisch versus holistisch: Um es noch einmal klar zu stellen: der typisch westliche „isolierende Zugang", der darauf hinaus läuft, dass man immer nur nach dem jeweils aktiven Bestandteil Ausschau hält (in diesem Fall die Boswellia-Säure), wird den holistischen und synergistischen Wirkungen aller gemeinsam beteiligten Komponenten in einem Heilpflanzenextrakt wie dem Weihrauch nicht gerecht. Wir müssen all die vielen Dutzenden biochemischer Bestandteile im Weihrauchöl insgesamt in Betracht ziehen – und nicht nur diese. Selbst wenn wir jede dieser einzelnen Komponenten getrennt untersuchen würden und einige Wirkungen derselben in einer fokussierten analytischen Studie heraus bekämen, so wären wir dennoch nicht in der Lage, Schlüsse zu ziehen im Hinblick auf die holistischen Eigenschaften im gemeinsamen Verbund einer Pflanze.

Darüber hinaus, wenn wir auf der biochemischen Ebene verweilen wollen, gibt es z.B. einen sehr hohen Anteil von sogenannten „Monoterpenen" auch im Weihrauchöl. Könnte es sein, dass genau jene, die Gegenstand zahlreicher Krebsstudien waren, auch noch ein Wörtchen künftig mit zu reden haben?

Wir können auch sagen, das ohnehin „Spuren von Schwingungen" (ein kühner Ansatz!) in allen Arten von Substanzen (einschließlich der Boswellia-Säure) vorkommen, die als „verborgene Wohltäter" in der gesamten biochemischen Zusammensetzung des Öls mitwirken.

Das bedeutet, dass die tatsächlich „heilige" Natur des Weihrauchs, wie sie von alters her bezeugt wird, ein Phänomen „jenseits" des modernen wissenschaftlichen Ansatzes darstellt, jenseits der oberflächlich-materiellen Ebene.

Ein wahrlich para-medizinisches Verständnis von Weihrauch würde den Wert von „para" in Betracht ziehen (was auf Sanskrit „jenseits" bedeutet) und über die bloße biochemische Analyse hinaus gehen.

Das würde uns zu einem mehr ganzheitlichem Verständnis von Weihrauch führen, indem er uns tatsächlich zu helfen vermag, uns mit unserem inneren Lebensfluss zu verbinden (Prana oder Chi). Indem er uns mit unserer verlorenen inneren Harmonie wieder in Gleichklang bringt, mag er dem Körper mit seinen Billionen von Zellen bei der Wiederentdeckung eines neuen Gleichgewichts beistehen – was ohne Zweifel einer der Schlüsselfaktoren in Sachen Krebsheilung ist.

Ein heiliger Verbündeter: Weihrauch ist ein wirklich heiliger Verbündeter, der uns in vieler Hinsicht zu helfen vermag. Von der spirituellen Seite her schützt das Öl den Menschen vor materialistischen Versuchungen, hebt das Bewusstsein an und löst unbewussten Stress auf, was uns verstehen lässt, warum Weihrauch von der Antike bis heute hin für rituelle Zwecke zum Einsatz gelangt ist.

Die durchscheinende Kraft und Transparenz der sogenannten „Tränen" des Harzes vermag als seine grundlegende Lebens-Signatur verstanden werden. Letztere führt uns zu der anfänglich schon erwähnten Anschauung von Vertretern der Altkulturen, die im Weihrauch „die Substanz" fanden, „die zu einem göttlichen Zustand führt" und in der Lage ist, so viele Blockaden aufzulösen, seien sie physischer oder psychologischer Natur, so dass das wahre spirituelle Selbst des Menschen, die Seele oder der Atma, befreit wird, um sein Licht durch alle Ebenen des Seins hindurch scheinen zu lassen.

Weihrauch: ein duftendes Licht, die dunkle Nacht der Seele zu erleuchten.

„An jenem Abend vertraute ich meiner Intuition und griff nach Jasmin, Weihrauch und Palo Santo. Ich vermischte vier Tropfen von jedem mit zwei Löffeln rohem Apfelessig und zwei Löffeln Limonensaft, … . Ich stieg in die Badewanne nahm einige tiefe Atemzüge und ließ das Öl von innen nach außen auf mich wirken. Der kombinierte Duft dieser drei Öle war göttlich, und ich konnte ihre Heilkräfte spüren, wie sie mich sanft einhüllten. Ich schlief prächtig jene Nacht, und am nächsten Morgen war meine Brust frei und der Husten war fort – einfach großartig!"

thearomablog.com

„Meine Freundin wurde in der Mayo-Klinik von Rochester behandelt. Sie und ihr Krebs behandelnder Arzt hatten kein Problem damit, dass sie Weihrauch-Öl lokal während der intravenösen Chemo anwendete. Während ihres ersten Zyklus ohne Weihrauch vermehrten sich die Tumore weiter über den gesamten Körper, außerdem war sie sehr schwach und konnte kaum ihren Alltag leben. Während des zweiten Zyklus benutzte sie Weihrauch-Öl lokal an ihren Füßen und lokal an allen

Körperzonen, die vom Tumor befallen waren. Sie fühlte sich großartig und hatte unter wenig Nebenwirkungen zu leiden. Nach fünf Wochen waren alle Tumore vom Nacken an abwärts verschwunden und ihre Hirntumore schrumpften zu 30%. Ich weiß, was ich tun würde und das bezieht die Chemo nicht mit ein."

roberttisserand.com

„Ich hatte ein Plattenepithekarzinom auf meiner Nase und einen Basilarzellkrebs auf meiner Wange. Beides sind Formen von Hautkrebs. Ich begann, Weihrauch, Myrrhe und Lavendel auf die befallenen Zellen auf zu tragen, und die ganze Sache verschwand komplett. Ich hatte außerdem eine ernste Rückenverletzung, die aus mehreren Lendenwirbel-Hernien bestand, und war drei Monate lang ans Bett gefesselt. Der Schmerz war jenseits des Erträglichen, aber indem ich die ätherischen Öle von Oregano, Copaiba und Cabreuva zusammen mit einem Trägeröl mit einbezog, wurde der unerträgliche Schmerz vollkommen geblockt. Ich verwende ätherische Öle schon seit 14 Jahren, einmal angefangen, möchte man nie wieder damit aufhören. Sie wirken erstaunlich bei allen Beschwerden."

likemindedmamas.com

„Seit über einem Monat verwende ich jetzt Weihrauchöl. Meine Tochter ist noch ein Kind und leidet unter unerklärlichen Anfällen. Ich bestellte es, nachdem sie mich jede Nacht aufweckte und ich darüber gelesen hatte und ich beschloss, es wenigstens auf einen Versuch ankommen zu lassen. Ihre Arzneien machen sie ein wenig schläfrig und unleidlich, aber als ich ihr das Öl am ersten Tag verabreichte, war sie sofort wach und gleich bei sich. Ich rieb einen Tropfen auf ihre Füsse und in die Region des Stammhirns zwei mal pro Tag. Seitdem hatte sie nur noch einen Anfall, und der fiel sehr milde aus, verglichen mit den anderen, die normalerweise über 20 Minuten dauerten."

epilepsyfoundation.ning.com

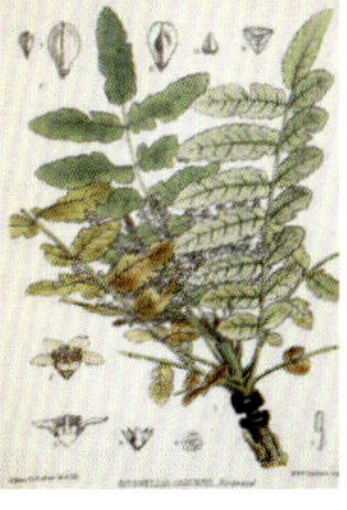

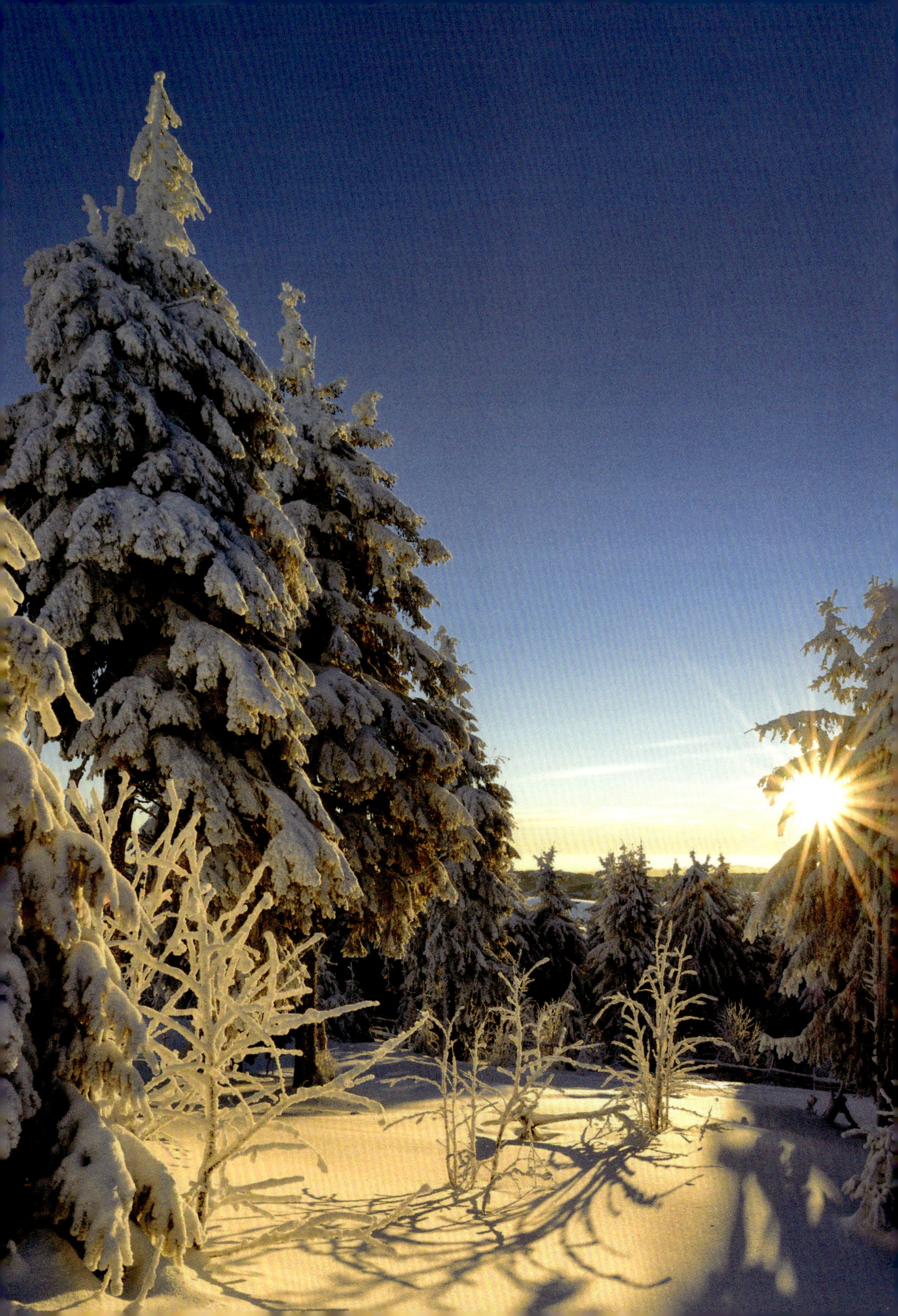

Koniferen-Essenzen

Mächtige Pfeiler des Lichts

Hoch gewachsen, stark und immergrün. Auch wenn alle anderen Bäume am Anfang des Winters ihre Blätter verlieren, offenbart sich eine Familie majestätischer Bäume noch in ihrer ganzen Kraft: Die Koniferen. Sie erheben sie sich gen Himmel, als ob die nun einbrechende Kälte ihr wahres Element wäre. Zahllos sind ihre Blätter, verdichtet zu scharfen Nadeln, die sich nach allen Richtungen hin erstrecken. Sie verströmen Düfte, die das Atmen durch ihre „grünen" Aromen und ätherischen Öle erleichtern und kräftigen.

Standhaft, stolz und ausdauernd inmitten von schneidender Kälte, von Wind und Schnee, sind Koniferen wirkliche Überlebens-Künstler. Ihre ätherischen

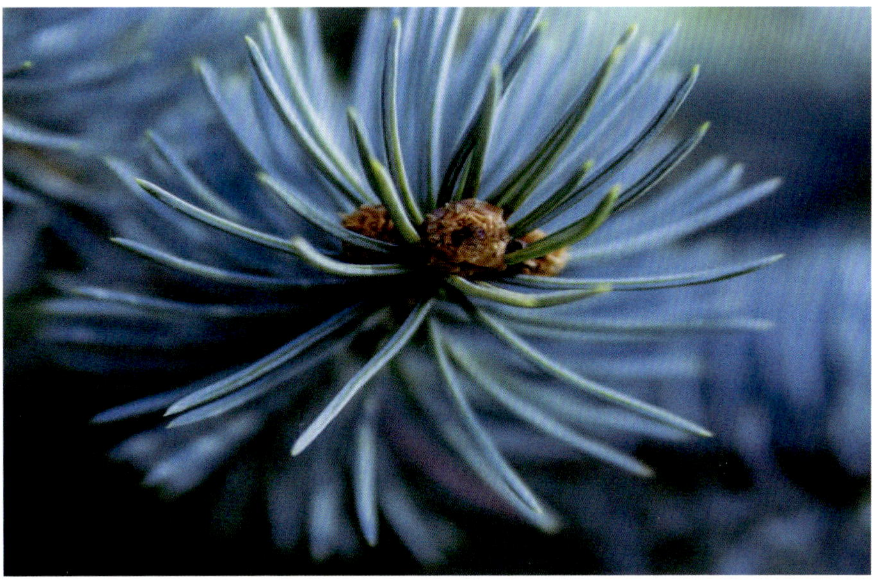

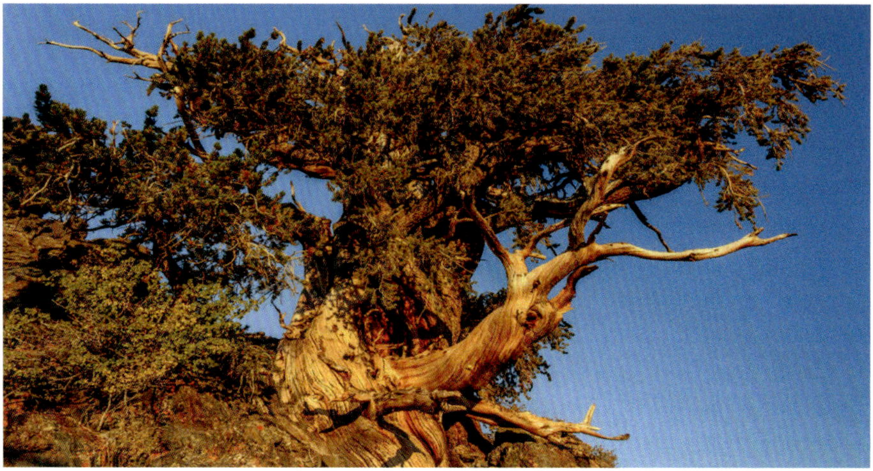

Methuselah – Pinus longaeva

Öle, vornehmlich aus den Nadeln destilliert, manchmal jedoch auch aus ihrer Rinde, ihrem Holz oder Harz, beschenken uns mit all den geheimen Gaben, welche diese erstaunlichen Pfeiler des „Lichts im Wald" uns überhaupt darzubringen vermögen.

In der Tat benötigen diese Bäume ihre Öle und Harze als wärmende Energien, um den extremen Temperaturen standzuhalten, denen sie oft genug ausgesetzt sind. „Methuselah", einer, wenn nicht sogar der älteste lebende Baum auf Erden, ist eine Konifere aus der Gattung der Pinien (Pinus longaeva): er überlebt seit über 4.800 Jahren im eiskalten Klima der Berge von Ost-Kalifornien

Die Aromatherapie bietet uns eine breite Palette von Ölen an, die aus Koniferen destiliert werden. Von der eindrucksvollen Riesen-Tanne, einem der größten Koniferen-Bäumen der Welt, bis zu dem kleinwüchsigen, jedoch mächtigen und schützenden Wachholder. Alle diese Öle besitzen eine sehr starke charakteristische Note und zeichnen sich durch ihre wärmenden und kräftigenden Energien aus.

Insbesondere Tannen, Fichten und Kiefern verfügen ihrer Natur nach über frisch-krautig-„grüne" Duftnoten, wohingegen andere Koniferen, wie z.B. die

Zypressen über eine Anzahl andersartiger Düfte verfügen mögen. Doch selbst die Öle einer Patagonia-Kiefer, einer Silbertanne oder einer Schwarzfichte heben sich ab mit ihren elementar unterschiedlichen Duftnoten innerhalb variabler Verbindungen.

Ihre Öle heben die Stimmung, regen an und kräftigen. Im Zusammenspiel mit dem nervalen und endokrinen System haben sie einen Anteil bei der Ausschüttung von Hormonen und Neurotransmittern (z.B. Noradrenalin, Dopamin, Vasopressin etc.) und vermögen unsere Energien zu regenerieren sowie Stärke, Motivation, Wärme und Widerstandskraft zu fördern.

Gleichzeitig neigen sie dazu, uns zu erfrischen sowie unseren inneren Raum zu klären und aufzuschließen. Dies erklärt, warum Koniferen-Öle während der Wintermonate so kostbar sind, in einer Zeit, die unsere Energie-Reserven und unsere Ausdauer ganz besonders beansprucht und gewöhnlich jene Jahreszeit ausmacht, in der wir einer Art von emotionalem Aderlass ausgesetzt sind. Die ätherischen Öle der Koniferen vermögen uns durch die stressreiche Turbulenz

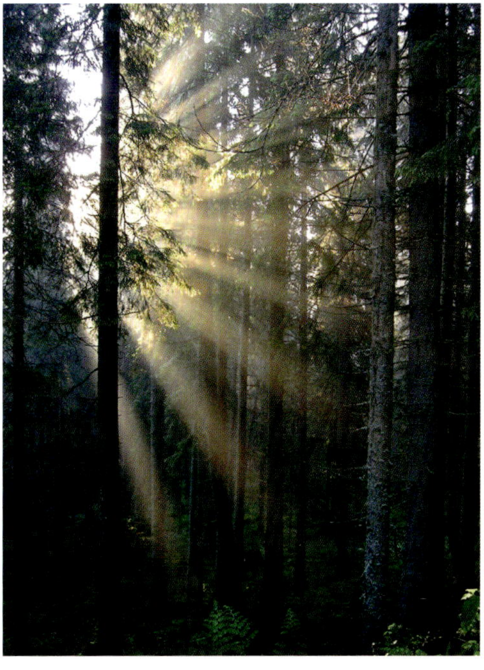

jahreszeitlich bedingter und anderer Herausforderungen hindurch zu tragen, indem sie uns Festigkeit, Standhaftigkeit und Unabhängigkeit schenken. In besonderer Weise wirksam sind sie, wenn man sie zum Baden sowie in Zerstäubern die kalten, feuchten Monate hindurch benutzt, wo manch einer zu jahreszeitlichen Gemüts-Schwankungen neigen mag, und zu depressiven Stimmungen, welche nicht selten mit ihnen einher gehen.

Schaut man sich die sogenannte „Signatur" der Koniferen an, so mag uns ihr komplexes Netzwerk von Zweigen und Nadeln in gewisser Weise an die innere Struktur unserer eigenen Atem-Organe, die Lungen, erinnern. Die ätherischen Öle der Koniferen sind in der Tat sehr gute Verbündete bei der Unterstützung von Problemen in Verbindung mit unserem Atemsystem, wobei sie uns als gute Expektorantien bei der Schleimlösung helfen.

Grenzenlose Energie

Riesentanne, Schwarzfichte oder Schottische Kiefer (oder besser eine Mischung von allen dreien) lassen uns gehen und gehen, ohne zu ermüden. Ihr erstaunlicher, molekularer Aufbau, der auf einer Verbindung von Monoterpenen basiert, verleiht uns all die Ausdauer und den nötigen Mut für die Durchführung und den Abschluss waghalsiger Projekte. „Wald-Baden", wie die Japaner eine therapeutische Methode nennen, im Wald unter Koniferen-Bäumen spazieren zu gehen, revitalisiert das Immunsystem, wenn man die heilenden Energien dieser Bäume tief einatmet.

Mentale Klarheit

Einige andere Essenzen wie die der Hemlock-Tanne und der Douglas-Tanne mit ihrem tieferen, subtileren und flüchtigen Duft versorgen uns mit größerer mentaler Energie, Klarheit und Konzentration. Gleichzeitig üben sie eine beruhigende und sedierende Wirkung auf uns aus.

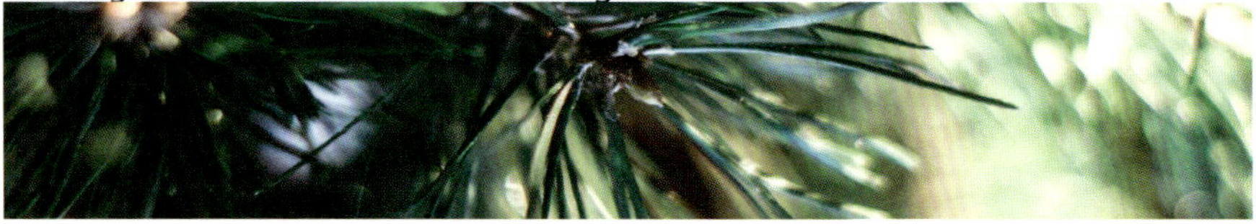

Zentriert bleiben

Schwarzfichte, Steinkiefer, Schottische Kiefer und Lärche vermitteln eine tiefere, holzig-harzige Grundnote. Sie erden mehr und helfen uns mit ihrer Eigenschaft, zentriert und fokussiert zu bleiben, so dass wir unsere Projekte mit Optimismus und Kraft verwirklichen können, indem wir unsere Füße fest auf der Erde verwurzelt halten.

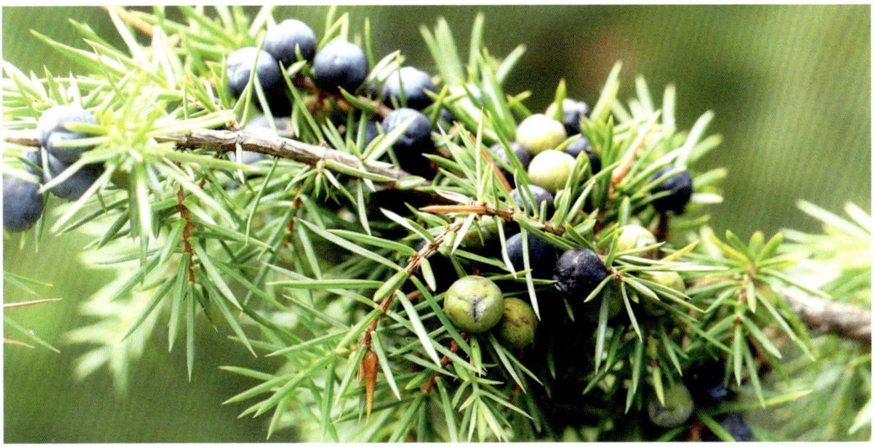

Emotionales Gleichgewicht

Sibirische Tanne, Nordmann-Tanne, Silbertanne und Sitka-Fichte besitzen eine mehr zitronenartige Note, die im Fall von mentaler Verwirrung und emotionalem Stress Klarheit zu schaffen vermag. „ Atme tief durch und entspanne dich" – das ist das generelle Motto aller Koniferen-Öle. Sie vermitteln uns einen sinnlichen Eindruck von Frieden, indem sie uns an die Stille eines Winterwaldes erinnern. Ihre Eigenschaft lässt sich mit Geduld und Ruhe umschreiben, allerdings mit einem vitalen, warmen und stärkenden Einschlag. Aus botanischer Sicht mögen sie keine sonderlichen Signale schnellen Wachstums aufweisen, doch in Wahrheit ist ihr Wuchs geprägt von großer Ausdauer, selbst im Anprall von Stürmen und extremen Temperaturen, denen sie häufig ausgesetzt sind.

Reinigend

Ein anderes interessantes Öl von immergrünen Bäumen ist das des Wachholders. Es wird durch die Destillation seiner Beeren und Nadeln gewonnen. Es vermag den Körper bei seiner Entgiftung und Selbstreinigung zu unterstützen, speziell nach großen Ess-Attacken oder in Folge von falscher Diät. Oft findet das Öl Anwendung in Verbindung mit Nieren- und Lymphreinigung. Nicht zu vergessen: Wacholder ist sehr hilfreich im Falle von Muskelschmerzen, Rheuma sowie Verletzungen und wird von Leuten manchmal benutzt, um abzunehmen. Aus psychologischer Sicht hilft Wacholderöl sehr gut, die Motivation anzukurbeln und negative Gedanken loszulassen.

Beruhigend und Entspannend

Das lässt uns die tiefere und geheimnisvollere Welt der Zedern-Öle erkunden. Im Hinblick auf den Duft gruppieren sich die Zedern am gegenüber liegenden Ende des Spektrums: holzige, in gewisser Weise süß-erdige Noten herrschen hier vor in Verbindung mit einer fließenden, weichen Sanftheit. Die beiden hauptsächlichen Zedernholz-Öle innerhalb der Aromatherapie entstammen der Atlas-Zeder und der Himalaja-Zeder. Ihre Wirkung ist wohltuend, erdend und stärkend mit einem tief entspannenden Einschlag. Sie verkörpern klassische Düfte, basierend auf Verbindungen von Sesquiterpenen, welche man bis zu einem gewissen Grad mit Ölen vergleichen kann wie z.B. Myrrhe, Patchouli oder selbst Nagarmotha. Weniger als die frisch-krautigen Koniferen, die unsere Energien anheben und stimulieren, stärken und erden die Zedernholz-Öle unser Nervensystem.

Ihre zentrierende und ausgleichende Wirkung erstreckt sich auch auf die Emotionen: Hier vermögen sie bei der Auflösung negativer oder irritierter Emotionen mitzuwirken und gleichzeitig unseren psychologischen Schutz zu festigen. Ein großer Vorzug gründet sich auf ihre Fähigkeit, Ängste und nervöse Spannungen zu besänftigen und zu beruhigen. Schon allein sich gegen einen Zedern-Baumstamm zu lehnen vermag unser Bewusstsein zu stärken und anzuheben. Wissenschaftliche Studien verweisen darauf , dass

Cedrol – eine der Hauptkomponenten des Zedernholz-Öls – den Herzschlag sowie den systolischen und diastolischen Blutdruck signifikant vermindert. Darüber hinaus wird auch die Atemfrequenz herunter gefahren, wenn man sich dem Cedrol aussetzt, was Zedernholz zu einem ausgezeichnetem Öl für die Begleitung meditativer Praktiken macht

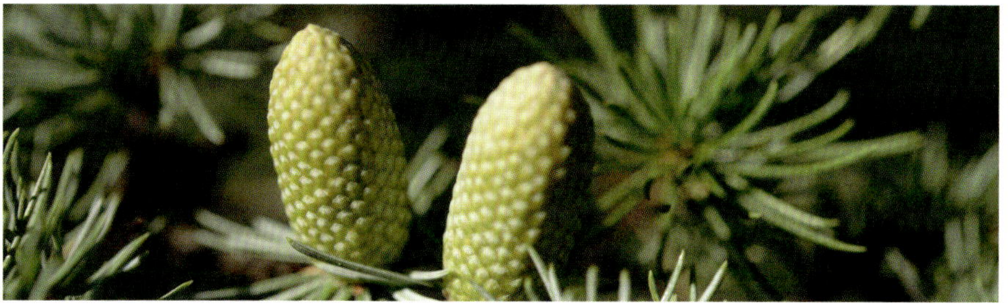

Verbündete für den Winter

Alle diese erstaunlichen „Verbündeten für den Winter" aus der Koniferen-Familie sind Naturwunder, die uns gegen alle Arten von jahreszeitlichen Krankheiten schützen, wie Erkältung, Grippe, etc. In der Tat besitzen sie insgesamt mächtige anti-bakterielle, anti-virale und auch anti-septische Eigenschaften, welche uns den nötigen Energieschub zur Stärkung unseres Immunsystems vermitteln.

Die Weihnachtslichter auf den Koniferen-Bäumen verkörpern ein schönes Symbol dieser wundervollen botanischen Familie, welche das immergrüne „clorophyll- geladene" Licht der Sonne auf so schöne Weise in heilende Energie umwandelt, und deren Essenzen unser „inneres Licht", unsere Energie und Freude speziell während der Winterzeit mit unterstützen.

Koniferen erinnern uns daran, dass wir selbst in Zeiten von minimalem Sonnenlicht, wenn alles in einen jahreszeitlichen Schlaf versunken scheint, immer noch Stärke aus der Erde beziehen können und uns vom Licht der Sonne nähren können, um auf dem Pfad unseres inneren Wachstums voranzuschreiten.

Immer grüne Säulen der Gesundheit, Pfeiler des Lichts zur Belebung des menschlichen Lebens auf der Erde.

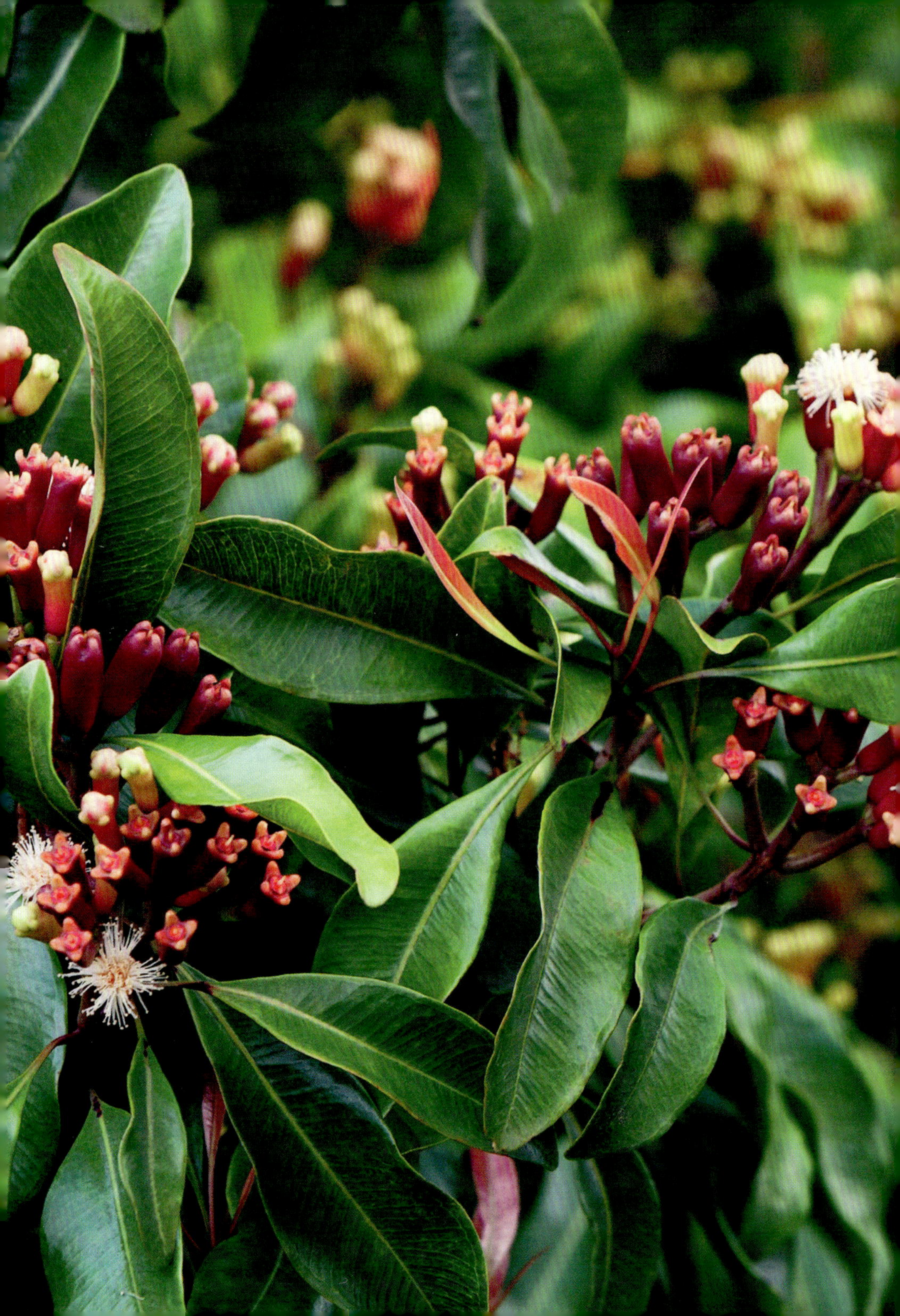

Antimikrobielle Wirkungen ätherischer Öle

Ätherische Öle sind von Seiten wissenschaftlicher Forschung und Medizin im Verlauf der vergangenen Jahrzehnte einer mikroskopischen Betrachtung unterworfen worden. Der Grund dafür ist, dass ihnen eine ungeheure Wirkkraft innewohnt im Kampf gegen unterschiedliche pathogene Keime, was sowohl Pilze, Bakterien und sogar Viren miteinschließt, welche sich im Einsatz herkömmlicher Mittel modernen allopathischen Gebrauchs als mehr oder weniger resistent erwiesen haben gegenüber einem breiten Band von Antibiotika.

Zahlreiche Wissenschaftler und Ärzte haben innerhalb ihrer Publikationen den Vorteil eines, wie sie es nennen, „eu-biotischen" Zugangs der medizinischen Aroma-Therapie dem allopathischen oder antibiotischen Eingriff westlicher Medizin gegenübergestellt. Hingewiesen haben sie auf die komplexe Wirkungsweise aromatischer Moleküle im Hinblick auf Keime, auf das Milieu und das Immunsystem im Allgemeinen gegenüber den extrem eingeschränkten antimikrobiellen Eigenschaften chemischer Waffen hinsichtlich ihrer zahllos unerwünschten Nebeneffekte.

Die Kurve der weltweiten Resistenz gegenüber Antibiotika ist zunehmend am Steigen, mit dem Ergebnis, dass herkömmliche Behandlungsmethoden ihre Wirksamkeit mehr und mehr einbüßen.

Das methicillin-resistente Staphylococcus aureus (MRSA) fällt in diesem Zusammenhang besonders auf mit seinem weitreichenden Anteil an dieser hilflosen Situation.

„Quorum sensing" Bakterien (eine subtile Fähigkeit von Bakterien, miteinander zu kommunizieren) – das wissen wir heute – benutzen ihre eigene Sprache im Rahmen ihrer Strategien, toxische Moleküle frei zu setzen, welche ihrerseits in der Lage sind, das Immunsystem zu schwächen und eine Anzahl von Geweben erheblich zu schädigen. Sie sind hochgradig für die Mortalität verantwortlich – mit herkömmlichen Antibiotika sind sie nur schwer zu neutralisieren.

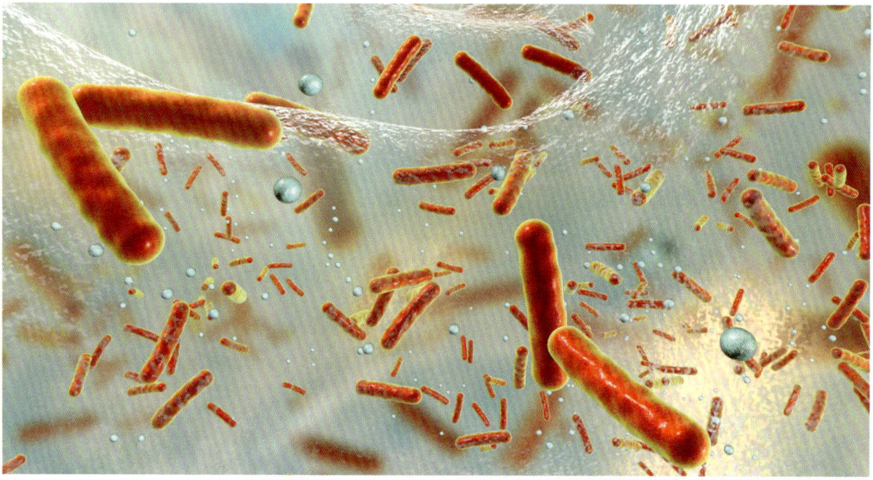

In Wahrheit ist die Resistenz gegenüber Antibiotika als solche nicht ein völlig neues Phänomen, sondern eher ist es dem dramatisch anwachsenden übermäßigen Gebrauch von Antibiotika geschuldet, dass sich pathogene Keime in einer auffälligen Anzahl zunehmend vermehren, welche dann ihrerseits im Lauf der vergangenen Jahre ihr eigenes Abwehrsystem entwickelten gegenüber den maßgeblichen antibiotischen Substanzen.

Doch WARUM – wenn wir schon von einem „Krieg" zwischen Menschen und Bakterien reden (was auch immer dessen evolutionäre „Nebenwirkungen" beinhalten mögen) – ja, WARUM glauben wir immer noch, dass der Feind nicht in der Lage wäre, sein eigenes Abwehrsystem zu entwickeln (wenn er es nicht schon seit langem entwickelt hat), solange wir immer noch dieselben Waffen einsetzen?

„Ätherische Öle vermochten den tödlichen Krankenhaus-Erreger MRSA „superbug" zu eliminieren, wie Wissenschaftler vor nicht allzu langer Zeit aufgezeigt haben. An der Universität von Manchester analysierten Forscher drei ätherische Öle, welche ihrerseits die methicillin-resistenten Bakterien Staphylococcus aureus und Escherichia coli in zwei Minuten zu eliminieren vermochten. Einer der an dieser Forschung beteiligten Wissenschaftler betonte, dass man davon ausgehen darf, dass eine „angenehmere" Inhalation-

Therapie mit diesen Ölen eine wesentlich höhere Erfolgsrate für sich verbuchen wird als jede gängige Behandlung, deren Wirkung lediglich in ungefähr 50% der behandelten Fälle greift. Wir gehen davon aus, dass unsere Entdeckung den Kampf gegen das methicillin-resistente Staphylococcus aureus und andere Schädlinge revolutionieren könnte."

Sind diese Entdeckungen völlig neu für uns?

Tatsächlich ist das Thema ätherischer Öle im Hinblick auf ihre antibakterielle Wirksamkeit wesentlich älter, als wir annehmen. Einzig dem allmächtigen Einfluss der modernen allopathischen Medizin (mit ihren bekannten rührigen Interessengruppen und Lobbys im Hintergrund) ist es zu verdanken, dass wir einfach vorzogen, die Tatsache zu ignorieren, dass die Natur ihre eigenen Strategien bereits seit Millionen von Jahren im Kampf gegen Schädlinge entwickelt hat. „Anti-mikrobieller Krieg" – wenn wir es so nennen wollen – ist sicherlich so alt, wie es Pflanzen auf diesem Planeten gibt.

Wenn Pflanzen mittels ätherischer Öle in der Lage sind, sich selbst gegen Parasiten, Pilze, Bakterien, Viren ect. zu verteidigen, wenn sie in der Lage sind, mit ihrer Hilfe untereinander zu kommunizieren, Bestäuber anzulocken, sich gegen Hitze zu schützen und sich selbst zu energetisieren, würde es doch seltsam anmuten, wenn wir unsererseits als menschliche Wesen nicht so weit gekommen wären, diese kostbare Gabe des Pflanzenreichs für unser eigenes Wohlergehen zu nutzen. Tatsächlich tun wir das schon lange.

Medizinpflanzen sind seit Urzeiten im Gebrauch – und viele dieser Pflanzen sind hochgradig ausgerüstet mit anti-mikrobiellen ätherischen Ölen. Aroma-Therapie ist lediglich die moderne Variante einer uralten Pflanzenmedizin in ihrer kompaktesten Form. Sie nutzt die machtvolle Energie und Biochemie zahlreicher auf der Erde vorkommender Medizinpflanzen für eine zeitgemäße Annäherung an das Thema „Heilen mit der Natur". Von Vorteil ist es heute, dass wir Zugang haben zu einer regelrechten „Welt-Pharmakologie" des Pflanzenreichs. Jedem steht heute das ethno-medizinische Wissen aus allen Kulturen zur Verfügung dank des einzigartigen Kulturaustausches quer über alle Kontinente hinweg.

Ätherische Öle, die unter den primären Heilmitteln rangieren, kann man heute in jeder beliebigen Stadt ausfindig machen – in Bioläden, Drogerien, Apotheken, im Internet etc.

Kann man sich vorstellen, wie viele grassierende Epidemien man hätte vermeiden können, wenn wir unsere eigene „Hausapotheke“ zur Verfügung gehabt hätten, ausgestattet mit den wichtigsten anti-viralen und antibakteriellen ätherischen Ölen, seien sie nun angewandt, um in der Luft zerstäubt, direkt auf die Haut aufgetragen oder oral verabreicht zu werden? Natürlich hat man in bestimmten Regionen Europas zeitweilig immer wieder auf Räucherungen, Einreibungen sowohl wie auch Pillen und ätherische Öle zurückgegriffen, dies alles auf der Grundlage von Medizinpflanzen – unglücklicherweise jedoch nicht systematisch genug.

Im frühen 16. Jahrhundert hat der berühmte Astrologe und Arzt Michel de Nostredame, bekannt als Nostradamus, ganze Dörfer mit ätherischen Ölen ausgeräuchert, indem er Aromapflanzen umhertrug, um der Pest Einhalt zu gebieten. Der „Schwarze Tod“ war nach seiner fürchterlichen Attacke auf den Kontinent Asien und den alten Kontinent im 14. Jahrhundert zurückgekehrt, als innerhalb einiger weniger Jahre an die hundert Millionen Menschen durch ihn dahingerafft wurden, was so viel bedeutet, dass 1/3 bis die Hälfte der europäischen Bevölkerung an diesem Übel seinerzeit zugrunde gegangen ist.

Oder die Grippe-Pandemie vor 100 Jahren: „500 Millionen Menschen auf der ganzen Welt wurden infiziert, einschließlich der entlegenen pazifischen Inseln und auch der Arktis, was zum Tode von 50-100 Millionen Menschen führte (3 bis 5 % der Weltbevölkerung), was sie zu einer der schlimmsten

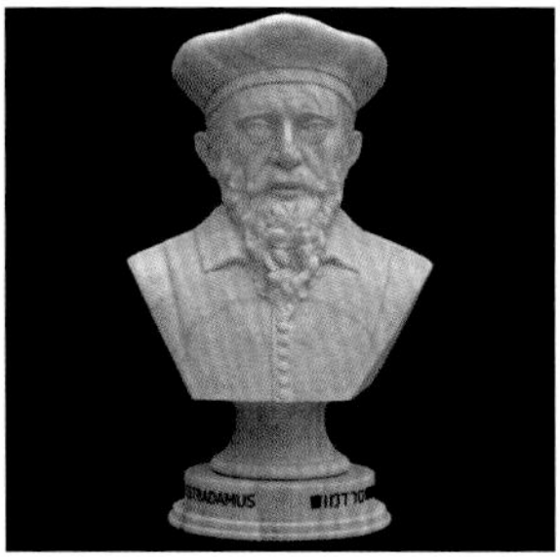

Naturkatastrophen in der menschlichen Geschichte machte."(Wikipedia) Schwer vorzustellen, was geschehen wäre, wenn man die mächtigen antiviralen Öle der modernen Aromatherapie der Allgemeinheit zugänglich gemacht hätte.

Oft fand man heraus, dass diejenigen, die im Verlauf der großen Pestwellen in Berührung mit aromatischen Medizinpflanzen oder ätherischen Ölen standen, sich als immun gegenüber der Krankheit erwiesen, während andere um sie herum massenweise dahingerafft wurden. Das betraf die Bauern und Arbeiter auf den Lavendel-Feldern in der Provence und jene Arbeiter in Grasse, welche die Lederhandschuhe und Taschen für die reichen Damen in italienischen Savoyen zu gerben pflegten, indem sie ätherische Öle benutzten, um das mit einem widerlichen Geruch behaftete raue Leder zu parfümieren – ohne Schaden entrannen sie der Plage – wohingegen ihre Herren wie die Fliegen massenweise umkamen!

Ausgehend von hier nahm die Parfüm-Industrie in Grasse im 17. Jahrhundert ihren Anfang. Das Parfümieren von Leder setzte, erstaunlich genug, ein neues Signal für die Wiedererweckung einer speziellen Pflanzenmedizin mit Hilfe von „Aromen". Und dann traten die Wissenschaftler auf den Plan.

Ganze Forschungs-Wellen setzten vor über 100 Jahren ein

Insbesondere mit dem beginnenden 20. Jahrhundert trug eine beträchtliche Anzahl von Forschungsstudien in Frankreich die aufrüttelnden gesundheitlichen Wirkungen einer Anzahl von ätherischen Ölen in die Öffentlichkeit. Professor Griffon erforschte die antiseptischen Eigenschaften gewisser Mischungen von ätherischen Ölen, innerhalb derer Lemon-Öl eine Hauptrolle spielte. Morel und Rochaix wiesen nach, dass die verdunsteten Anteile von Lemon-Öl in der Lage sind, Keime zu neutralisieren, wie z.B.

- den Meningokokken-Erreger (Meningitis, Blut-Vergiftung) innerhalb von 15 Minuten,
- das Ebert-Bakterium (Typhus) in knapp 1 Stunde

- den Pneumokokken-Erreger (Lungenentzündung etc.) in 1 – 3
- den Staphylokokken- aureus-Erreger (Haut- und Atemwegs-Infektionen, Nahrungsmittel-Vergiftung) in 2 Stunden
- den hämolytischen Streptokokken-Erreger (löst rote Blutzellen auf, Lungenentzündung, Blutvergiftung (Sepsis), Entzündung von Hirnhaut und Rückenmark (Meningitis) etc innerhalb von 3 – 12 Stunden.

Und jetzt, seit mehr als 1 bis 2 Jahrzehnten, bezeugen Forschungen weltweit z.B in ihrem Jahresforschungsbericht für 1996 berichten die Weber-State-Universitäten von 19 Ölen, welche eine hundertprozentige Erfolgsrate im Hinblick auf die Eliminierung des T7 Bakteriums aufwiesen, und von drei Ölen mit einer 100% igen Eliminierungs-Rate gegenüber dem Staphylococcus aureus-Bakterium. Dr. Jane Buckle hat in ihrem berühmten Buch „Klinische Aroma-Therapie – ätherische Öle in der Gesundheitsvorsorge" zahlreiche Forschungsstudien der letzten 10 Jahre über die anti-mikrobiellen Wirkungen ätherischer Öle zusammengefasst.

Die Aroma-Therapie nutzt ätherische Öle, Träger-Öle und Hydrosole aus allen ethno-medizinischen Traditionen rund um den Globus. Wir können noch einmal betonen: zum ersten Mal in der Geschichte – und dass auch dank unserer modernen globalen Vernetzung – ruht der Zugang zu den traditionellen Heilschätzen der Welt in unseren Händen, viele von ihnen sogar in unserer eigenen Hausapotheke, alle zum Nutzen einer wirksamen Prävention und Selbstheilung.

In diesem Sinne können wir also für unsere eigene Gesundheit Verantwortung übernehmen und Wächter unseres eigenen persönlichen Wohlergehens werden. Eine einfache Untersuchung zahlreicher Krankheitsbeschwerden lässt sich heute an Hand laufender oder bereits erbrachter klinischer Forschung mittels hunderter wissenschaftlicher Daten belegen im Hinblick auf die Wirksamkeit ätherischer Öle. Kostbarer jedoch als jede wissenschaftliche Beglaubigung sind nach unserem Verständnis die unzähligen persönlichen Zeugnisse, die uns von Benutzern ätherischer Öle vorliegen. Letztere sollten das Fundament abgeben für den „corpus" einer neuen aroma-therapeutischen Wissenschaft vom Heilen.

Einige weitere Beispiele für die Aroma-Therapie

- Ein ätherisches Öl, Auszug aus Koriander-Samen, zeigt dramatische Ergebnisse in der Bekämpfung aller hauptsächlich nahrungsmittel-relevanten Bakterien, wie den pathogenen Formen von Escherichia coli und vielen anderen.

- In Japan haben Ingenieure damit begonnen, Aroma-Systeme innerhalb neuer Gebäude zu integrieren. Düfte, wie z.B. Lavendel und Rosmarin, werden in Kunden-Bereiche geleitet, um Stress sowie eine mögliche bakterielle Kontamination beim Warten zu reduzieren.

- Andere Forschungen haben aufgezeigt, dass die Diffusion von Rosmarin-Öl in Klassenzimmern die Gedächtnisleistung der betreffenden Untersuchungs-Gruppe bis zu 75% verbesserte.

- Die wissenschaftliche Forschung weist eindeutig darauf hin, dass das ätherische Öl der Nelke hochgradig fungizid wirkt gegenüber allen getesteten Pilzarten, wie z.B. candida albicans, penicillium citrinum ect. und dazu auch noch stark antibakteriell wirkt – gleichzeitig stellt es das mächtigste Anti-Oxidanz innerhalb der Natur da!

Nelken-Essenz wurde allgemein als antibakteriell eingestuft. Die Universität von Bouenes Aires jedoch nahm sich die Zeit, die Bakterien- Arten genauer zu spezifizieren, welche das Nelkenöl vor allem anzugreifen vermag. Sie fanden heraus, dass Nelken-Essenz speziell seine Wirksamkeit entfaltet gegen:

- Escherichia coli

- gefolgt von Staphylococcus aureus

- und Pseudomonas aeruginosa

Keimtötende Aktivität von Nelken Essenz (Eugenia caryophyllata). Nuñez L1, Aquino MD.

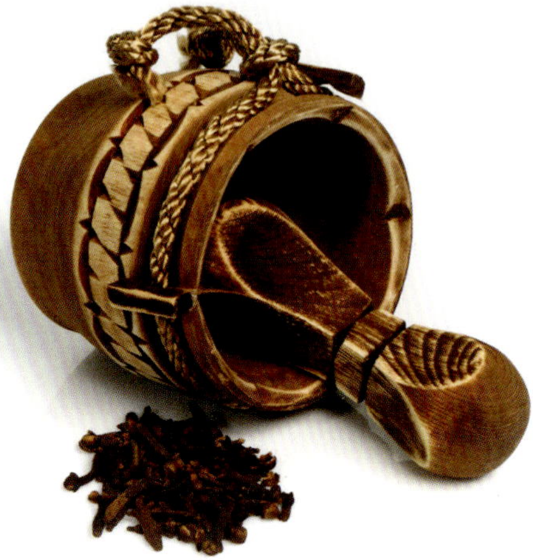

Nelken – eine der traditionellen Heilpflanzen Süd Ost Asiens wurde bereits vor 2000 Jahren genutzt

Bezogen auf all diese wichtigen Krankheiten, Haut-Infekte wie auch Lungenentzündung, ist Nelkenöl ein äußerst wichtiges Hilfsmittel im Hinblick auf die Prävention und Behandlung von Krankheiten.

Die Natur arbeitet synergistisch

Dank ihres reichen biochemischen Profils wirken ätherische Öle in vielerlei Richtungen. Genau dieser Aspekt ist es, welcher die ätherischen Öle so vielschichtig einsetzen lässt. Bakterien und Viren gelingt es einfach nicht, sich dem Einfluss einer derart mächtigen molekularen und energetischen Vielfalt zu widersetzen.

Pflanzen sind angewiesen auf diese Vielfalt, weil sie unablässig heftigen mikrobiellen Angriffen seitens ihrer Umwelt ausgesetzt sind. Ihre ätherischen Öle tauchen in vielfältigen synergistischen Mischungen auf. Jahraus jahrein einem beständigen, wenn auch nur geringfügigen Wechsel dank klimatischer Fluktuationen unterworfen, bieten sie, wie wir gesehen haben, eine perfekte Abwehr gegenüber einem breitem Band zahlreicher pathogener Angreifer.

Das ist auch der Grund dafür, warum z.B. Pfefferminz-Öl gleichzeitig gegen immunologische, neuronale Beschwerden und bei Störungen von Leber, Haut, Kreislaufsystem, Verdauung, einschließlich der Psyche etc. hilft.

Rosen-Öl enthält bis zu 500 verschiedene Bestandteile. Lavendel nicht viel weniger. Jedes einzelne dieser Moleküle hat sich über unendliche Zeiträume hinweg entwickelt oder trat, was nicht auszuschließen ist, innerhalb der speziellen Alchemie während der Destillation in Erscheinung. Wir können der Natur vertrauen, dass sie am besten weiß, warum und wie. Diese innerlich angelegte Komplexität UND dieses Gleichgewicht biochemischer Komponenten ist einer der wesentlichen Aspekte, welcher die besonderen Heilwirkungen einer Arzneipflanze mitsamt ihrem ätherischen Öl definiert.

Ein altes persisches Sprichwort sagt: „die Rose ist das einzige, was du im Tode mit dir nehmen kannst, denn sie ist nicht von dieser Welt."

Wir müssen mehr von den Geheimnissen der „Naturmedizin" lernen – alles andere mag uns zu schweren Fehlern verleiten im Angesicht der kosmischen Gesetze vom Gleichgewicht und des Fortschritts innerhalb der Schöpfung. Das bedeutet auch: jeder einzelne der vielfältigen Bestandteile einer Arzneipflanze, nicht weniger als seiner ätherischen Öle, hat Anteil an ihren heilenden Eigenschaften. Das meint „natürlich" und „holistisch" im wahrsten Sinne des Wortes, im Gegensatz zu der „isolierenden" Annäherung seitens

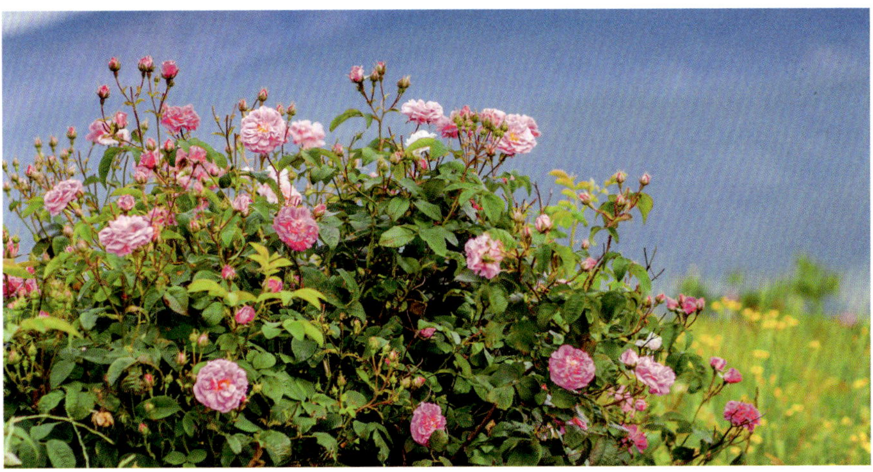

der modernen Medizin mit ihren „eingleisig ausgerichteten Molekülen" und ihrer besessenen Erforschung der sogenannten „aktive Bestandteile". Es gibt ohnehin keine „passiven Bestandteile", alle sind sie aus einem geheimnisvollen Grund miteinander verwoben. Indem man Bestandteile zu medizinischen Zwecken isoliert, mag sich die Büchse der Pandora öffnen – und stattdessen eine verrückte Medizin statt einer wirklichen Heilwissenschaft herauskommen.

Es besteht ein subtiles Gleichgewicht innerhalb der Anordnung biochemischer Komponenten, wie es in der unsichtbaren Hand von Mutter Natur in vollendeter Weise angelegt ist. Diese Komponenten spiegeln sich auch in allen Arten von Energien wider, welche die Arzneipflanzen mitsamt ihren ätherischen Ölen uns Menschen bereit zu stellen vermögen. Warum dieses erstaunlich komplexe Netzwerk so lange bewährter Heilimpulse vernachlässigen, welches über Millionen von Jahren ausgearbeitet wurde, nur weil man sich darauf versteift, „lineare" chemische Drogen zu verschreiben?

Wenn wir die Medizin stärken wollen, so wäre es angelegen, wir würden unseren Blick eher auf ein besseres Verständnis der Biochemie innerhalb der Natur richten und eine tiefere Kenntnis der verborgenen Zusammenhänge zwischen Pflanze und Mensch entwickeln. Deren ungeheures Versprechen im Hinblick auf ein ganzheitliches Heilen ist einer der Schlüssel für einen Quantensprung innerhalb unserer menschlichen Kultur, welcher Hand in Hand geht mit der Intelligenz eines sich entwickelnden Universums.

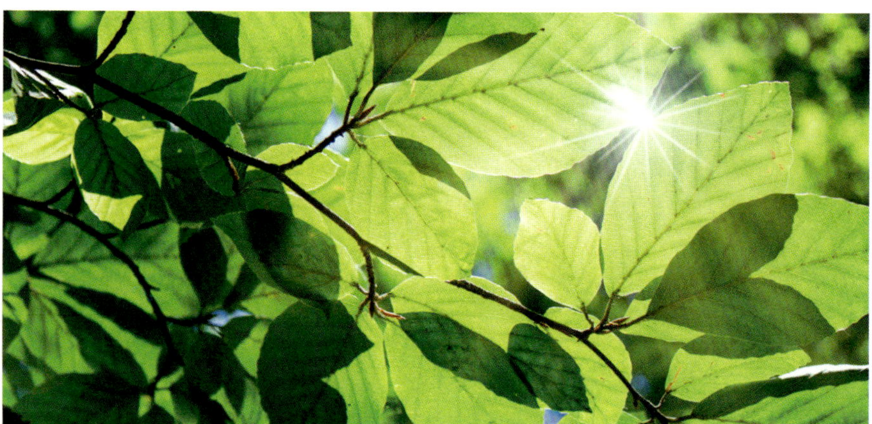

Um mit einem netten Zeugnis abzuschließen:

„Unser befreundeter Bauer Guy, der in unserem Zentrum für Aroma-Therapie in der französischen Hoch-Provence oft beim destillieren hilft, ging einmal nicht ans Telefon. Nach öfterem Probieren bekamen wir ihn schließlich an den Apparat und waren schockiert, seine für ihn ungewöhnlich schwache Stimme zu hören. Er teilte uns mit, dass er seit Tagen mit einer ernsten Gastro-Enteritis im Bett liege, verbunden mit erheblichem Durchfall als Symptom. Er hatte aufgehört zu essen. Wir schnappten uns 5-6 Flaschen aus unserem Labor und machten uns sofort auf den Weg zu ihm, eine Autostunde entfernt.

In der Tat war er nicht gut in Form – so schwach hatten wir ihn noch nie gesehen. Er war 77 – und in diesem Moment schaute er aus, als wäre er dem Tode näher als dem Leben. Ich bat ihn um ein kleines Gefäß Honig und mischte die ätherischen Öle Thymian (Thymol-Typ), Berg-Salbei, Zimtrinde, heiliges Basilikum, Estragon und Fenchel bei – etwa im Mischungsverhältnis von etwa 3 % Öle zu Honig. Danach forderte ich ihn auf, seine Fingerspitze stündlich in das Gefäß zu tauchen und daran zu lecken. Am nächsten Morgen rief er uns mit einer viel kräftigeren Stimme an und sagte: ‚Was ich heute als erstes getan habe, war zum Kühlschrank zu gehen und mir ein Frühstück zu machen. Der Hunger hat sich wieder eingestellt.'

Nach ein paar Tagen war er wieder völlig hergestellt."

Malte Hozzel

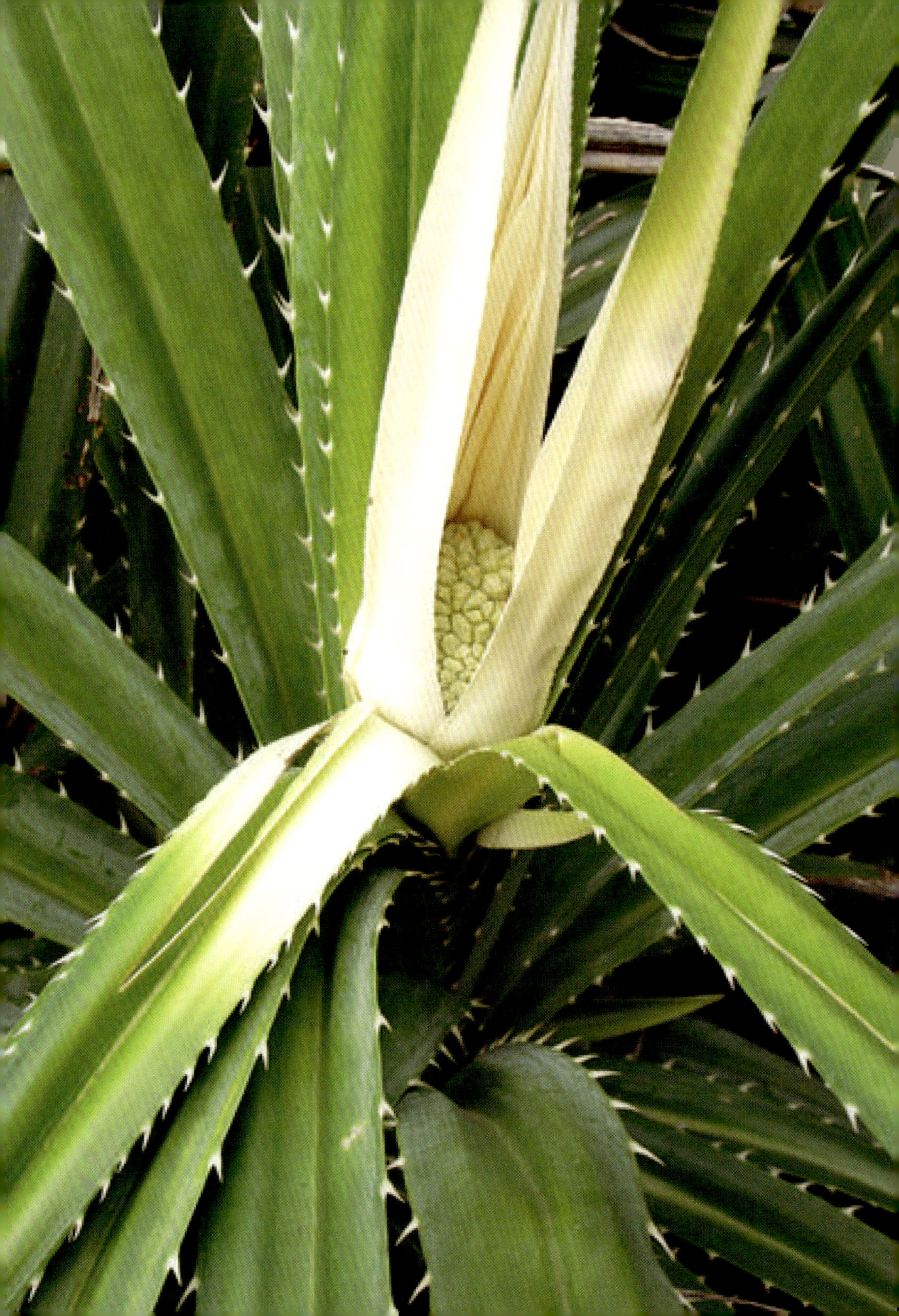

Kewra

Bio-Coach der Natur

Indien kann sich glücklich schätzen, über einen großen Schatz von Aroma-Pflanzen zu verfügen, von denen viele außerhalb des Landes unbekannt sind. Unter diesen Pflanzen finden wir Kewra oder Kewda. Der botanische Name Pandanus odoratissimus sagt aus, dass ihr ätherisches Öl von außergewöhnlicher Duftintensität ist. Die auffällig aromatische Tiefe, welche den äußerst schönen, großen, weißen Blüten der agaven-ähnlichen Pflanze Kewra entströmt, ist der Schlüssel, der ihr ätherisches Öl zu einem derartig erstaunlichen Verbündeten in Sachen Heilung macht.

Heilen mit dem Geruchssinn

Das wieder erweckte Wissen über Düfte und deren Fähigkeit, uns bei der Wiedergewinnung unseres physischen, emotionalen und mentalen Gleichgewichts in besonderer Weise beizustehen, hat während der letzten zwei bis drei Jahrzehnte die Aufmerksamkeit von immer mehr Menschen in unserer modernen Gesellschaft erregt. Zerstörerische Nebenwirkungen und ärztlicherseits verursachte Krankheiten, ausgelöst durch die Verabreichung westlicher (petro-) chemischer Medikamente, haben zahllose Menschen und Wissenschaftler längst alarmiert. In der Tat gibt es heute genug schlüssige Beweise dafür, dass derartige Substanzen die menschlichen Selbstheilungskräfte schwächen und uns keinen Zugang zu den feineren energetischen Schichten menschlichen Seins erschließen, jener Ebene, von der aus jeder ernst zu nehmende Heilungsprozess seinen eigentlichen Ausgang nimmt.

Mehr und mehr begreifen wir, dass eine beträchtliche Zahl von Krankheiten im psycho-spirituellen „Drama" unseres Bewusstseins verwurzelt sind, und

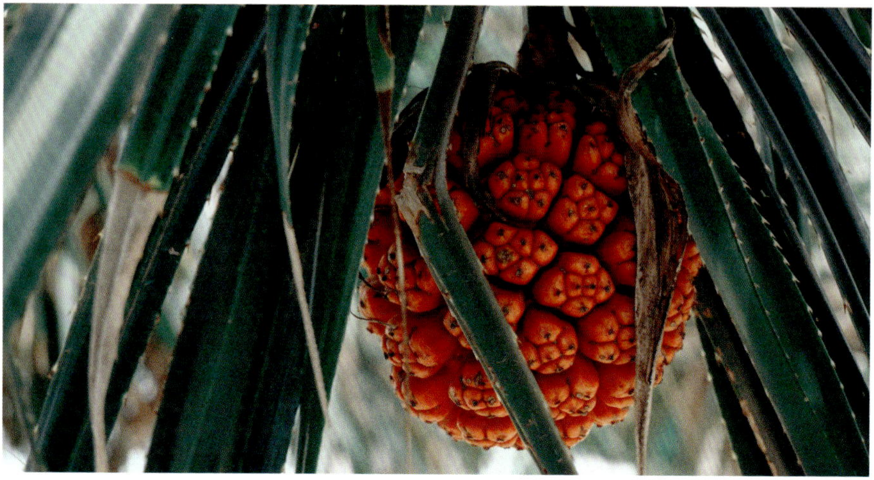

dass die Natur uns mit kostbaren ganzheitlichen Gaben ausgestattet hat, sowohl die Schichten der physischen, nicht weniger als die des subtilen Energiekörpers im

menschlichen Wesen zu heilen (zur weiteren Nachforschung dieses faszinierenden Themas lese man „Crisis for evolution"). Gemäß den Ergebnissen wissenschaftlicher Forschung hat unser Geruchssinn seinen Ort innerhalb des limbischen Systems, dem ältesten Hirnareal. Bereits voll ausgebildet in den prähistorischen Phasen der Menschheitsentwicklung steuert es solche vitale Funktionen wie Schlaf, Hunger und Durst, sexuelle Instinkte, Gedächtnis – und den Geruchssinn! In vergangenen Zeiten diente es als DER wichtige Faktor für das Überleben von Mitgliedern innerhalb eines Stammes wie auch für den Fortbestand der menschlichen Rasse.

Darüber hinaus wissen wir heute, dass der Geruchssinn in enger Verbindung mit unserer Vorstellungskraft und Kreativität steht, die uns befähigt, Lerninhalte leichter zu speichern. Unterstützt wird diese Einsicht durch erstaunliche neurologische Entdeckungen, dass Düfte die rechte wie auch die linke Hirnhälfte ins Gleichgewicht zu bringen vermögen: Die erst Genannte verantwortlich für Intuition und Kreativität, die Andere für logisches und intellektuelles Denken. Angenehme Düfte verstärken in entscheidendem

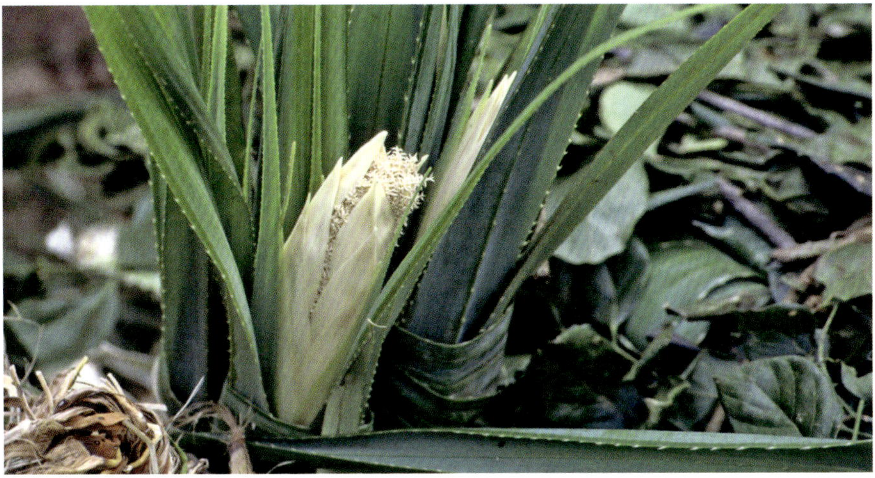

Maße die Kohärenz unseres Gehirns, wie es die moderne EEG-Forschung durch ihre Testmethoden bestätigt. Wichtig ist auch zu erwähnen, dass Gerüche unser emotionales Leben tiefgreifend beeinflussen und dadurch den Lernprozess verstärken.

Mehr Aufmerksamkeit wäre sicherlich auf diese Tatsache zu lenken, sobald wir einmal den vollen Umfang jener Aspekte verstanden haben, welche für erfolgreiches Lernen mit verantwortlich sind.

Ja, wir haben vergessen, dass Düfte – und damit meine ich die natürlichen – uns befähigen, die Pforten unserer Seele aufzuschließen und die unglaubliche Leere auszufüllen, unter der so viele leiden. Eine der erstaunlichsten Essenzen, dergleichen zu heilen, ist Kewra.

Ein natürlicher „Bio-Coach"

Die chemischen Komponenten, welche in diesem empfindsamen Wunder der Natur verborgen liegen, sind 2-phenylethylmethylether (ß-phenyl ethyl methyl ether, 60 bis 80%), 2- phenylethanol (ß-phenyl ethyl alcohol) und seine Ester. Zusätzlich bereichern Monoterpene die Duftpalette von Kewra.

In Begriffen der holistischen Biochemie sind Ether, wie der Phenylethyl-

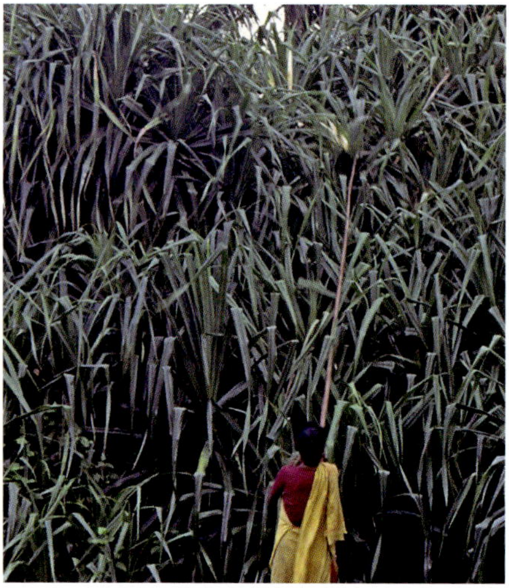

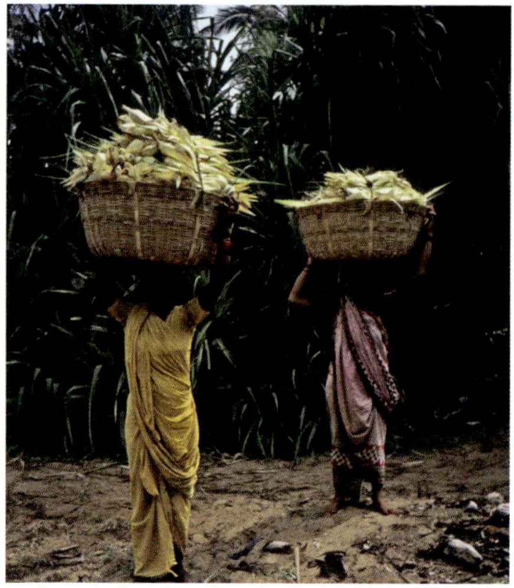

Methylether, welcher reichlich im Kewra-Öl vorkommt, machtvolle Verbindungen um dem Raum-Element „Akasha" (Sanskrit) in den Körper zu verhelfen. Sie unterstützen uns, uns zu öffnen, loszulassen, was uns beengt, uns ohne Aussicht auf Lösung an Problemen festhalten lässt. Sie vermitteln uns mehr Weite und statten uns mit einem Gefühl von Leichtigkeit und Loslassen aus.

Ein einziger Duft-Anflug von Kewra und wir erfahren unmittelbar etwas, als ob sich unser Herz mit dem Gehirn verbinden würde, so als ob die Nerven die Verspannung von verhaltenem Stress einfach loslassen. Eine Welle von Klarheit, welche tief von innen her aufsteigt, „rollt" durch unser ganzes System und erlaubt der Seele, zu atmen.

Genau das haben wir ja so oft nötig: Einen „unmittelbaren Umschalter", nicht eine überstürzte Geste von Zorn, schlechter Stimmung, Verzweiflung, sondern etwas, das uns eine beliebige Situation mit größerer Klarheit betrachten lässt, um dann eine passendere Position einzunehmen, von der aus wir zu klareren Entscheidungen gelangen. Kewra ist jener subtile Verstärker des inneren Zeugen, ein natürlicher „Bio-Coach" in Sachen Geistesgegenwart und entspanntem Gewahrsein.

Christopher McMahon beschreibt in seiner Studie über das Kewra-Öl, dass es die Fähigkeit besitzt, ermüdete Gehirnzellen aufzufrischen und zu beleben. In der Tat ist Kewra ein Öl der Inspiration und Kreativität, welches in der Lage zu sein scheint, das lähmende Gewebe von Trägheit aufzulösen und Herz und Geist zu verjüngen.

Kewra im Ayurveda

Durchaus erwähnenswert ist es, dass die Ayurvedische Medizin Kewra einsetzt, um „Sadaka-Pitta" zu behandeln, jenen Aspekt von Pitta, der die Herzfunktion kontrolliert und gleichzeitig dazu beiträgt, die mentalen Funktionen zu harmonisieren. Außerdem setzen ayurvedische Ärzte „Ruh Kewra" (Kewra-Öl) für die Behandlung von Kopf- und Ohrenschmerzen ein, wie auch gegen rheumatische Schmerzen sowie bei Hautproblemen. Außerdem verschreiben sie es als Stimulanz und Antikrampfmittel.

Abgesehen von den erstaunlichen Eigenschaften, die man in dem ätherischen Öl der Kewra-Blüten entdeckt hat, wird jeder einzelne Teil der Pflanze für eine Vielfalt kulinarischer, kosmetischer und medizinischer Zwecke benutzt. Zum Beispiel werden die Staubbeutel und die Spitzen der Deckblätter der Blüten für die Herstellung eines Pulvers benutzt, das als Schnüffelsubstanz bei der Behandlung von Epilepsie dient.

Kewra-Öl ist ein Wunder in den Händen jener, die darum wissen, dass unser Bewusstsein das eigentliche Zentrum aller Heilung ist. Von hier aus, von dem vibrierenden und ausstrahlenden Zentrum unserer pranischen Energien, können wir unseren Körper, unsere Gesundheit, unser leibliches Schicksal umwandeln. Hier, mittels solcher Öle wie Kewra, haben wir einen Schlüssel in der Hand, unsere Lebensfreude fortwährend neu zu entflammen, das Geburtsrecht eines jeden einzelnen und von jedermann.

Kewra: Du bist ein erstaunliches und machtvolles Herz und ein Türöffner für die spirituelle Welt! Du bist eine Verkörperung der Großherzigkeit der Natur mit deinem Beistand, uns Gleichgewicht und Frieden entdecken zu lassen – selbst inmitten von Stress und im Angesicht des hektischen Lebensstils unserer modernen Welt.

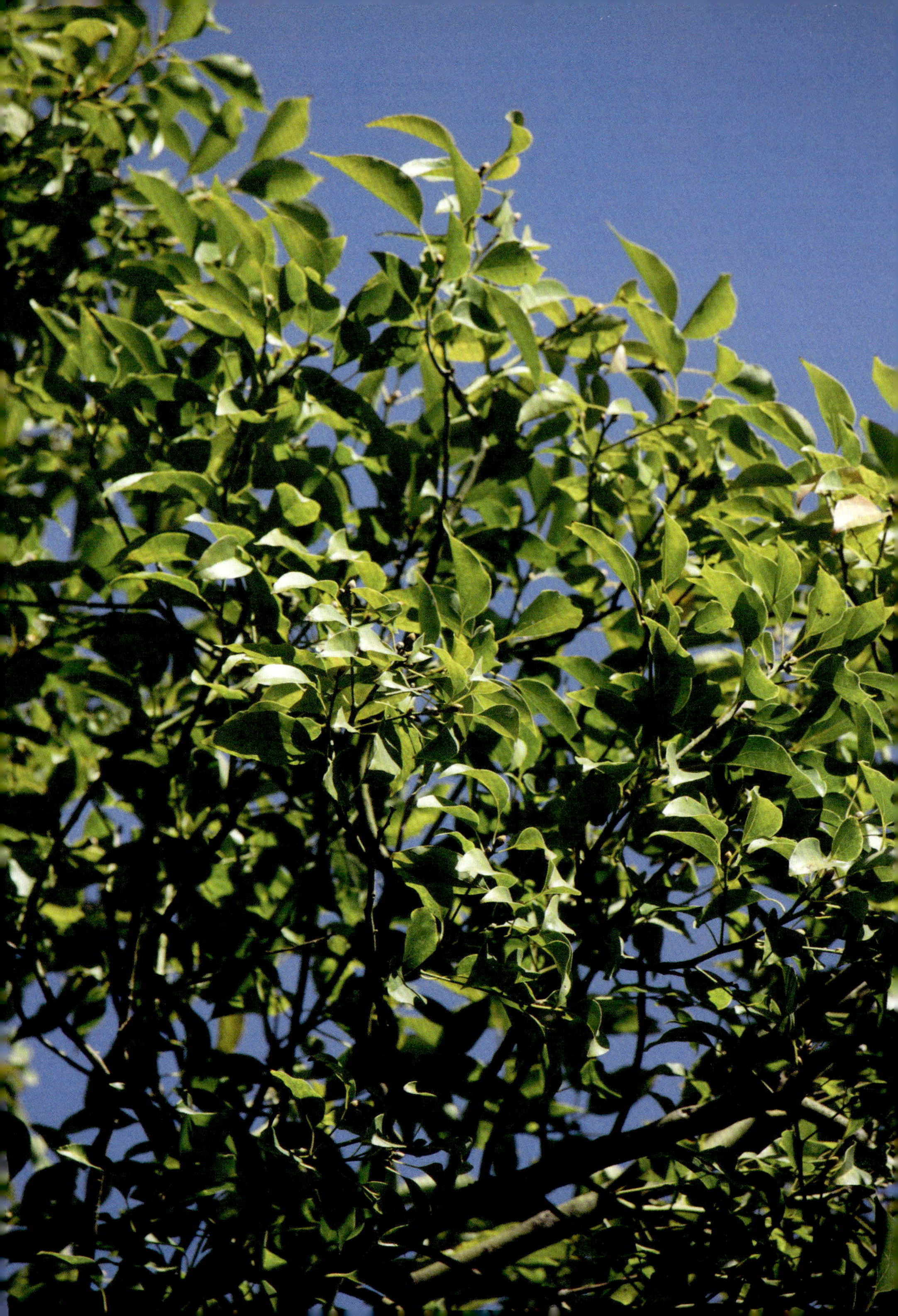

Ravintsara

Der Medizinbaum

Unter all den Aroma-Schätzen, welche uns die Natur bereitstellt, gibt es eine Perle, ausgestattet mit unzähligen Vorzügen: Ravintsara (Cinnamonum camphora). Bekannt als das „Schöne Blatt" in der traditionellen Medizin auf Malagasy (Amtssprache von Madagaskar) und verehrt als „Das Öl, das heilt", dient uns die Pflanze heute dazu, einen breiten Bedarf innerhalb der Behandlung unterschiedlichster psycho-physiologischer Probleme abzudecken.

Cinnamonum camphora gehört zur Familie der Lorbeergewächse (Lauraceae) und bezeichnet ganz allgemein den Namen für den Kampferbaum. Die meisten der verschiedenen Chemo-Typen (Borneone, Linalool, Safrole, etc.) dieses Baumes findet man in den Ländern Ostasiens. Ravintsara ist der 1,8-cineol- (eucalyptol-) Typus des Kampferbaumes, dessen Vorkommen spezifisch für Madakaskar ist. Er wächst bis zu einer Höhe von 20 bis 30 Metern in den feucht-tropischen Wäldern und wilden Hochländern eines nahezu unberührten Paradieses.

Ravintsara-Öl, das man aus dem kräftigen Blattwerk mittels Dampf-Destillation gewinnt, rangiert unter den populärsten Ölen innerhalb der Aromatherapie, Öle, die man als „Panacea" (umfassend heilend) beschreiben kann. Nicht verwechseln sollte man es mit dem Ravensara-Öl, das man aus der Spezies „Ravensara aromatica" gewinnt, mit seiner gänzlich anderen biochemischen Beschaffenheit.

Der balsamische Duft, der den Blättern entströmt, erinnert uns an das frische Aroma des Eukalyptus oder sogar an das des nordafrikanische Rosmarin vom 1,8-cineol- Typus. Und doch ist das Aroma von Ravintsara nicht übermäßig aufdringlich, sondern hinterlässt einen leicht süßen und warmen Eindruck.

Mannigfache heilende Eigenschaften

Die stark anregenden Qualitäten des Ravintsara-Öls entspannen unmittelbar schmerzende Muskeln und Sehnen. Andererseits ist das Öl äußerst geschätzt aufgrund seiner anti-viralen, anti-bakteriellen, anti-mykotischen und anti-septischen Eigenschaften. Darüber hinaus vermag es bei Leber-Problemen zu helfen, wie z.B. bei der Virus-Hepatitis und virusbedingten Magen-Darm-Entzündungen. Selbst innerhalb der Behandlung von Mononucleosis, Cholera und anderen Herausforderungen des Immun- oder lymphatischen Systems behauptet es eine eigene Stellung.

Es ist ein Öl erster Wahl im Kampf gegen Erkältungen, genitalen Herpes oder chronische Allergien. Empfohlen wird es als Mittel gegen Schuppen, Warzen, Ringelflechte und Fußpilz.

Atme aus – Atme ein

Das Öl mit seinen machtvollen biochemischen Komponenten zählt zu den wirkungsvollsten Heilmitteln innerhalb der Aromatherapie: Auf sanfte Weise unterstützt es die Behandlung von Atemproblemen, wie z.B. Lungenentzündung, Keuchhusten, Grippe, Sinusitis, Mandelentzündung sowie Entzündungen von Ohren und Nasen-Rachenraum. Mischt man Ravintsara z.B. mit Shea-Butter oder mit einigen Tropfen eines Träger-Öls (nach Wahl), so zeigt es bemerkenswerte Wirkungen bei Bronchialstau, indem man es auf die Brust reibt. Diese Verbindung nützt auch in Form warmer Umschläge bei Halsschmerzen.

Man sagt dem Öl nach, dass es von der Haut hervorragend aufgenommen wird und überhaupt nicht aggressiv ist. In Anwendung bei kleinen Kindern sollte man allerdings Ravintsara mit einem Träger-Öl verdünnen.

Vom Blickpunkt des Ayurveda aus kann man Ravintsara als trocken und leicht seiner Natur nach einstufen. Hilfreich ist es deswegen bei der Behandlung von Stauungen des Kapha-Typs, wie sie vornehmlich im Frühling auftreten. Indem es Ojas bildet, jene subtile Energie, die unseren Körper mit innerem Feuer und Vitalität durchpulst, trägt es umfassend zu unserer Gesundheit und unserem Wohlergehen bei.

Ein Medizinbaum, der energetisch wieder auflädt

Ravintsara verfügt über die bemerkenswerte Fähigkeit, das menschliche Nervensystem gleichzeitig zu stärken und zu entspannen. Besonders nützlich ist es in Fällen von:

- Nervenschwäche und Lethargie.
- Milder Depression, Angst und nervöser Erschöpfung.
- Ruhelosigkeit, Schlafstörung und Burn-Out.

Solche Probleme werden üblicherweise von einem erschöpften Nervensystem verursacht. Für Babys und Kinder sollte man Ravintsara im Falle von Stress und Schlafproblemen mit einem Trägeröl verdünnen und es dann unter den Solarplexus oder in die Fußsohlen einmassieren.

Ravintsara-Öl kann helfen, schmerzliche Emotionen auf der Herzebene zu klären und traumatische Erfahrungen loszulassen, die den freien Fluss unserer Atemenergie blockieren mögen. Es unterstützt uns bei der Ablösung von Spannungen und vermittelt positive Gefühle von Hoffnung und Freude. Ravintsara strahlt eine äußerst wohltuende, kühlende und anhebende Frische aus, die uns bei der Auflösung mentaler Fixierungen außerordentlich dienlich sein kann, indem es unser geistiges Wesen anhebt. Indem Ravintsara gestaute Energien wieder in Fluss bringt, regt es den Geist an, mit lähmenden Emotionen auf eine positive Weise umzugehen.

Ja, Ravintsara ist wahrhaftig „Das Öl, das heilt", der „Medizinbaum", als der er schon immer in Madagaskar verstanden wurde. Wird uns nicht gerade an diesem Punkt ein Einblick zuteil in die ganzheitliche Vollkommenheit der Natur? So viel wohltätige Energie! Derartig reiche, einander ergänzende Heileigenschaften gerade mal in einer einzigen kleinen Flasche!

Was für eine wunderbare Zeit, das zu erleben! Man kann nicht anders, als dankbar zu sein gegenüber der Natur angesichts einer derart erstaunlichen Gabe, die uns im Trubel unserer modernen, hektischen Welt an die Hand gegeben ist!

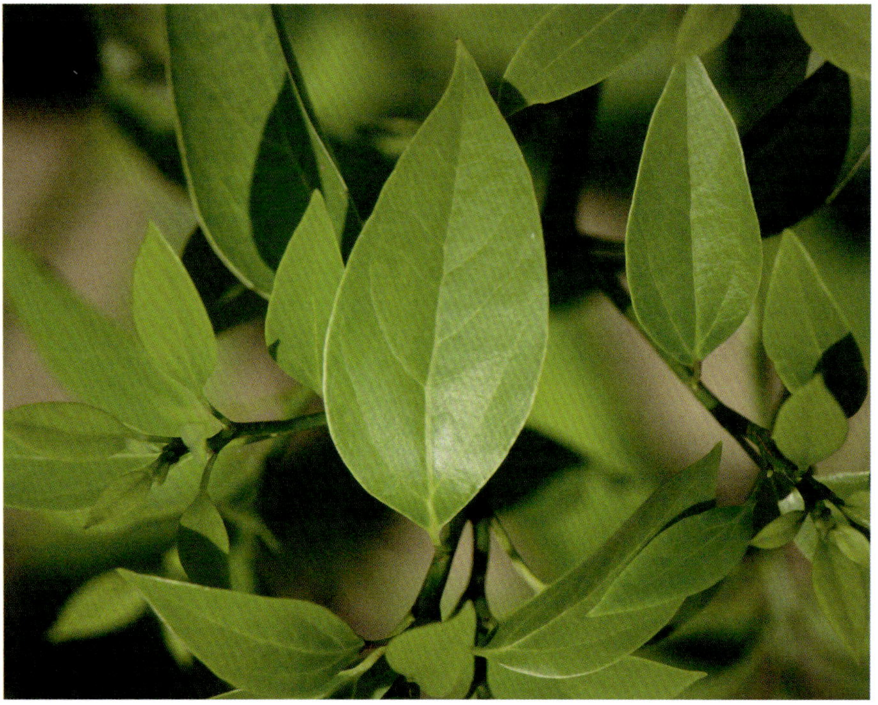

Einige Rezepte auf der Basis von Ravintsara-Öl

Erkältung: Prophylaxe und Heilmittel

- 3 Tropfen Ravintsara
- 3 Tropfen Kardamom
- 3 Tropfen von schwarzem oder rotem Pfeffer
- 9 ml Jojoba oder Argan Öl

Auf Brust einreiben oder für ein Bad benutzen.

Nervöse Schwäche:

- 5 Tropfen Ravintsara
- 2 Tropfen Vetiver
- 9 ml Jojoba oder ein Trägeröl Ihrer Wahl

Ein paar Tropfen auf Handgelenke, Solarplexus und Nacken reiben, mehrmals am Tag und vor dem Schlafengehen.

Angst – Lösung:

- 2 Tropfen Ravintsara
- 2 Tropfen Rose
- 6 Tropfen Tangerine
- 9 ml Coconut Oil oder ein beliebiges Trägeröl

Ein paar Tropfen auf Handgelenke, Solarplexus und Nacken reiben, mehrmals am Tag und vor dem Schlafengehen.

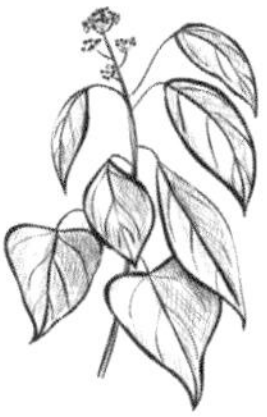

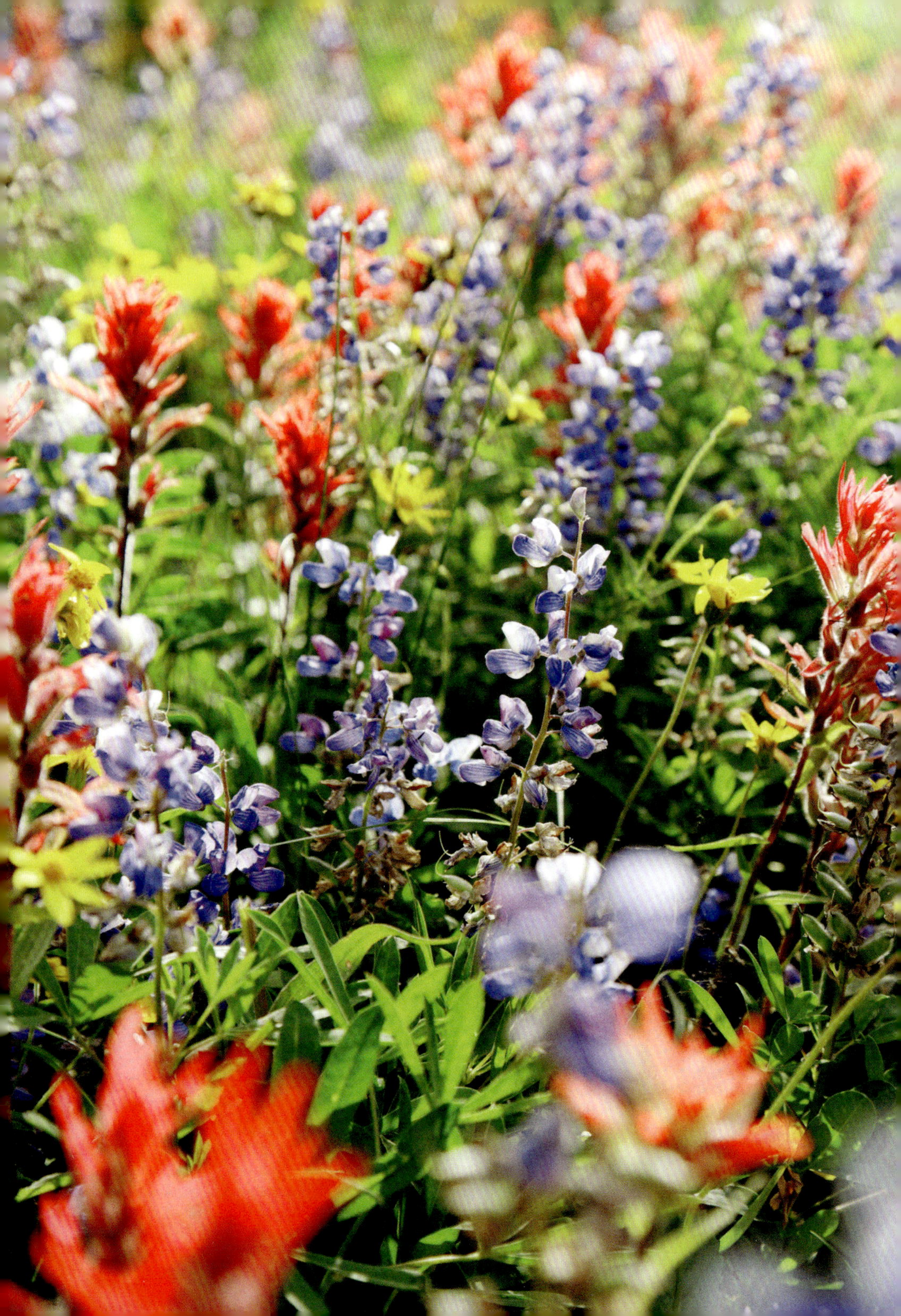

Die Magie der Synergien

Synergien bedeutet Energien, miteinander verbunden zu einer Einheit. Für das Feld des relativen Lebens ist es natürlich, sich in Form von Vielfalt auszudrücken. Diese Vielfalt verdichtet sich allerdings zu einer ganzheitlichen Dynamik, wenn man ihre Elemente auf intelligente und harmonische Weise zusammenbringt, um auf diesem Wege neue umfassende Einheiten zu erzeugen. So offenbart ein Blumenstrauß seinen einzigartigen Zauber in der Verbindung unterschiedlicher Blumen, nicht anders als eine Mahlzeit ihren kulinarischen Wert in der Kombination verschiedener miteinander verbundener Geschmacksrichtungen entfaltet unter der Regie eines guten Kochs und dessen schöpferischem Genius. Wenn sich unterschiedliche Elemente in intelligenter Weise zusammenfinden, steigert sich deren Einzigartigkeit, sodass das jeweilige Ganze mehr wird als die Ansammlung seiner lediglich mathematisch zählbaren Teile.

Dr. Jean Valent, einer der Begründer der modernen Aromatherapie, verwies schon darauf, dass der elektrische Widerstand miteinander vermischter Öle sich ohne weiteres verdoppeln oder verdreifachen lässt im Vergleich zum elektrischen Widerstand eines jeden einzelnen Öls.

Desgleichen nutzt man im Rahmen der Produktion guter natürlicher Parfüms dieses synergistische Gesetz, um ein Geruchserlebnis zu kreieren, welches sich nicht selten entscheidend abhebt von den einzelnen miteinander verbundenen Duftelementen. Kopfnoten wie Bergamotte, Lemongras oder Eukalyptus-Öle mit ihren hochgradig flüchtigen Komponenten verbinden sich mit Herznoten wie Lavendel, Salbei oder Petitgrain, um angereichert oder besser „verzaubert" zu werden durch Basisnoten wie Weihrauch, Jasmin, Sandelholz oder Vetiver. Ein gutes Parfüm, zusammengestellt aus natürlichen Komponenten, liefert niemals das Erlebnis eines „einzigen" Duftes, sondern lebt aus der Mischung einer komplexen Einheit von Düften, zusammengestellt unter der Leitung eines verfeinerten Bewusstseins und einer gut trainierten „Nase". Es wird Duftbotschaften zum Gehirn schicken, und das über Stunden oder sogar Tage, sodass man sich am Zusammenklang einer ganzheitlichen Erfahrung erfreuen kann, solange die Sequenz seiner einzelnen Komponenten die neuronale Erregung aufrecht zu erhalten vermag.

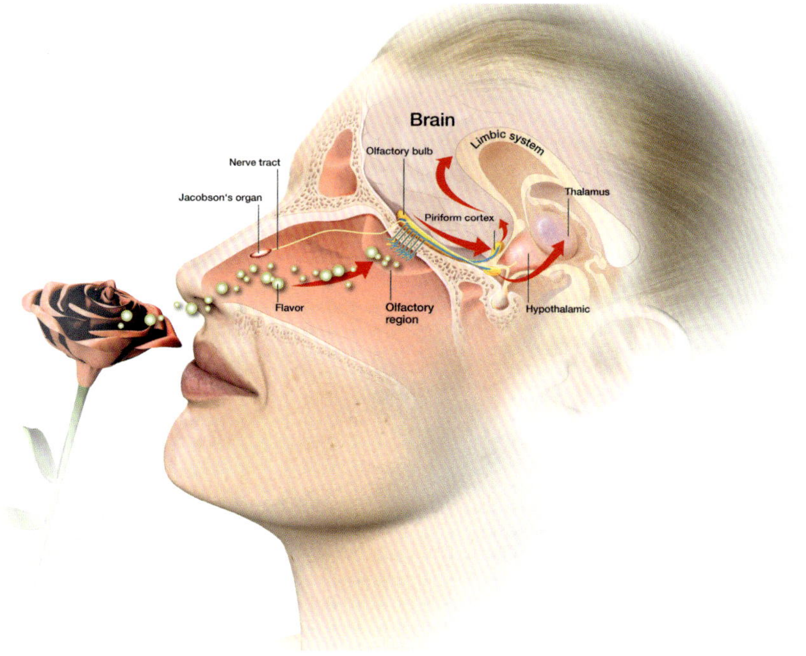

Synergien zur Therapie

Mit einem vertieften Verständnis von Aromatherapie und Duftnoten gelangen wir zu der Erkenntnis, dass man ätherische Öle für mannigfache Zwecke miteinander zu mischen vermag. Einer dieser Zwecke besteht darin, Synergien für die Therapie herzustellen oder, sagen wir, zur Anhebung von Wohlbefinden, Gesundheit und Langlebigkeit innerhalb der menschlichen Physiologie. Ausgehend von diesem Thema „Duft fürs Leben", können wir jetzt unterschiedliche Zugangswege nachzeichnen, einige von ihnen einfacher andere komplexer.

Ein einfacher Weg würde uns verstehen lassen, dass gewisse natürliche, biochemische Komponenten, wie man sie in ätherischen Ölen vorfindet, die eine oder andere Wirkung in sich tragen, und dass man Öle vermischt, welche ein Höchstmaß derselben Komponenten aufweisen. Die grundlegende Ähnlichkeit im biochemischen Profil ätherischer Öle wie Kampfer, Rosenholz und spanischer Majoran besteht darin, dass sie alle miteinender einen hohen Prozentsatz von Linalool aufweisen, einem Monoterpen-Alkohol. Allein das würde schon eine gute Synergie ergeben. Nutzen ziehen können wir aus der tonisierenden und zugleich höchst anti-bakteriellen Wirkung dieses natürlichen Pflanzen-Linalools, indem man diese Öle miteinander mischt. Vergessen sollten wir allerdings nicht, dass die Heilwirkung von Pflanzenkomponenten nicht allein an die dominanten „Chemotypen" gebunden ist, sondern sich auch darauf gründet, was die Parfümindustrie die „Unreinheiten" oder Spurenelemente nennt, mächtige „Minderheiten", welche sich oft hinter dem Einfluss der Hauptkomponenten verbergen.

Ein anderer Zugang bestünde darin, Öle derselben Gattung oder Pflanzengruppe miteinander zu mischen und damit das zugrunde liegende „Pflanzenfeld" oder die „Resonanz" zu treffen, wie sie die Natur ihrerseits in diese Gruppe hineingelegt hat: Zum Beispiel, indem man verschiedene Typen von Lavendel-Ölen oder unterschiedliche Typen von Eukalyptus- oder Basilikum-Ölen miteinander kombiniert. Obschon sie in der Regel hinsichtlich ihrer Biochemie und ihrer Duftnoten hochgradig voneinander abweichen, folgen doch all diese Öle derselben Gattung einer heimlichen Linie von Gleichheit, welche die erwünschte therapeutische Wirkung ihrerseits nur verstärken kann.

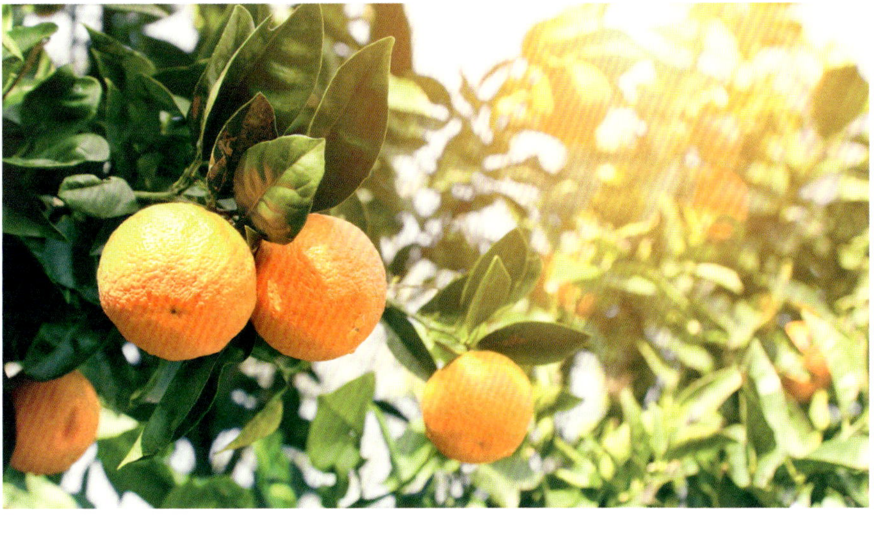

Ähnlich dieser Methode, Öle derselben Spezies miteinander zu kombinieren, kann man auch Öle zusammenbringen, die von verschiedenen „Organen" der Pflanze stammen. Zum Beispiel lässt sich Neroli-Öl (Blumenöl) mit dem Öl der Bitterorange (Schalenöl) mit Petitgrain bigarade-Öl (Blattöl) kombinieren, welche ihrerseits alle dem Bitterorangen-Baum (Citrus auranthium) entstammen. Oder ein anderes Beispiel: wir könnten das Öl der Wurzel, dem Blatt und dem Samen der Angelikapflanze entnehmen und eine synergistische Mischung erzeugen, um so die angstlösende Wirkung dieses schönen Öls zu erhöhen.

Die einfache Verbindung verschiedener Öle von unterschiedlichen Pflanzenarten weist manchmal eine erstaunliche synergistische Steigerung auf: „In einem Forschungspapier über die anti-mikrobielle Aktivität von Nelken-und Rosmarin-Ölen wird nachgewiesen, dass beide, Nelke und Rosmarin, anti-mikrobielle Wirkungen entfalten gegenüber einer Reihe von Bakterien und Pilzen. Eine Verbindung von Nelke und Rosmarin wies zusätzliche anti-mikrobielle Wirkungen gegenüber verschiedenen Gruppen von Bakterien, eine synergistische Wirkung gegenüber Candida albicans auf, jedoch eine antagonistische Wirkung gegenüber Aspergillus niger. Die Autoren schlossen daraus, dass diese Studie nützlich sein könnte im Hinblick auf die Kombination von Nelken-und Rosmarin-Essenzen im Umgang mit spezifischen Mikroorganismen innerhalb der Medizin und Nahrungsmittel-Industrie". (cf. „The School For Aromatic Studies") Fu, Y, Zu, Y, Chen, L, et al. 2007. Antimicrobial Activity of Clove and Rosemary Essential oils alone and in combination. Wiley InterScience DOI:10.1002/ptr.2179.

Lass dich vom alten Wissen anleiten – jenseits des Symptoms:

Folgen wir Erkenntnissen, wie sie innerhalb der alten volkskundlichen Medizin überliefert sind, die sich auf eine Jahrhunderte alte Weisheit ihrem Ursprung nach gründet, so sind wir in der Lage, Richtlinien auszumachen, welche uns ihrerseits erlauben, gewisse elementare Naturgesetze aus ihnen abzuleiten.

Der Ayurveda, die Weisheit der Langlebigkeit des alten Indien, zeigt auf, dass

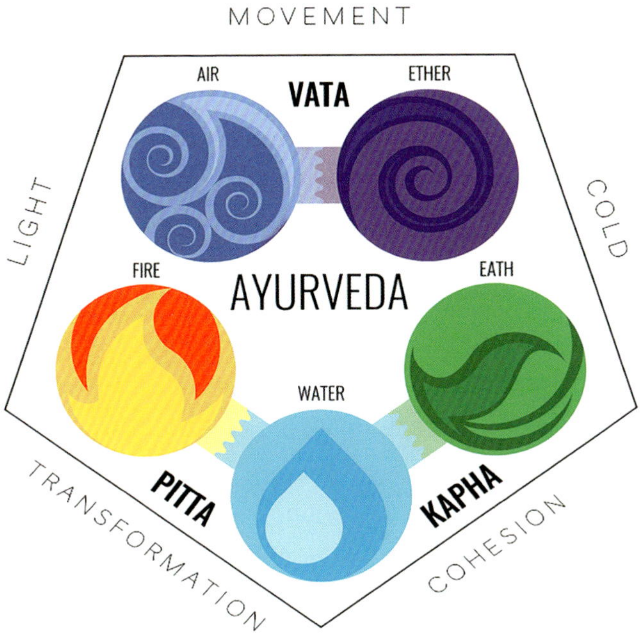

wir auf die „doshas" der Pflanzen schauen sollen wie auch auf die menschliche Physiologie, um ein Gleichgewicht innerhalb des Systems zu erzeugen. Einer Physiologie, welche ihrer Anlage nach heiß ist oder in ihrem Ungleichgewicht überhitzt ist (Pitta dosha), würde man nicht leichtfertig eine Mischung dominanter „Pitta-Öle" verschreiben wie Thymian, Oregano oder Bohnenkraut, dagegen eher eine kühlende Mischung aus Pfefferminz, Lavendel, Eukalyptus oder dergleichen. Wollen wir andererseits das Feuer Element (agni) im Verdauungssystem stärken, würden wir eher nach solchen Ölen greifen, die ihrerseits eine gewisse pitta-steigernde Dynamik im menschlichen Körper entfalten wie z.B Zimt, heiliges Basilikum, Nelkenblüte, Anis oder die oben genannten.

Oft ist es gut, Öle im Hinblick darauf zu mischen, die Physiologie sozusagen „auf einen Schlag" in vielfältiger Richtung zu kräftigen. Zum Beispiel wird eine Mischung zur Unterstützung der Verdauung nicht lediglich auf den Magen oder den Darm abzielen, sondern gleichzeitig versuchen, der Leber Erleichterung zu verschaffen, möglicherweise auch der Gallenblase.

Andererseits wird eine Mischung als Hilfsmittel gegen Schlaflosigkeit nicht nur den Geist beruhigen und die Nerven besänftigen, sondern darüber hinaus dem zugrunde liegenden Problemen wie Depressivität oder negativen Emotionen auf den Leib rücken, und darin Öle möglicherweise mit einbeziehen, die eine „aufschließende", entkrampfende Wirkung zeitigen. Es ist ein übergreifendes Kennzeichen der synergistischen Aromatherapie, verschiedene Schichten desselben Problems anzugehen und nicht, wie in der allopathischen Medizin, sich an das bloße Symptom zu hängen. Mit einem Wort: Wir verabreichen nicht Cortison bei einem Ausbruch von Neurodermitis, sondern schauen nach der versteckten Ursache des Problems, um dann auf synergistischem Wege unterschiedliche psycho-physiologische Ebenen gleichzeitig zu behandeln.

Vergessen sollten wir nicht, dass ein ätherisches Öl seinerseits in den meisten Fällen schon eine Synergie zahlreicher biochemischer Komponenten darstellt. Über Millionen Jahre hinweg hat die Natur ihrerseits in der Erzeugung (wie auch der Erprobung!) pflanzlichen Lebens eine Unzahl von Elementen erfunden, welche sie oft in synergistischer Weise in die eine oder andere Pflanze zusammen hineingelegt hat, sodass eine Pflanze nicht selten viele unterschiedliche Funktionen gleichzeitig übernehmen kann. Jede Pflanze und jedes Öl verfügt über eine Anzahl heilender Wirkungen, welche ihrem spezifischen Energiefeld eigen sind, wie es sich nach außen hin ausdrückt, sei es in Farbe, Form, Größe, Duft, Komponenten usw. Diese Komponenten sind auf den menschlichen Organismus in höchst passender Weise wie Schlüssel und Schloss abgestimmt und vermögen so, spezifische „Löcher" zu füllen, die durch Schwäche oder Krankheit im normalerweise reibungslosen Energiefluss innerhalb der Physiologie entstehen. Die komplexe Struktur dieser Komponenten gibt auch den Grund her für die vielfältigen heilenden Wirkungen ein und desselben ätherischen Öls. Lavendelöl wurde über Jahrhunderte hinweg von den Menschen der Provence als Allheilmittel betrachtet. Es wirkte gegen Schnittwunden, Verbrennungen, Kopfschmerzen, Schlafstörungen, Ekzeme, Verdauungsbeschwerden, Bronchitis, Fieber und Erkältung usw. Die Natur bietet in sich selbst das beste Beispiel in der Verbindung gewisser Moleküle, um auf diese Weise eine erhöhte

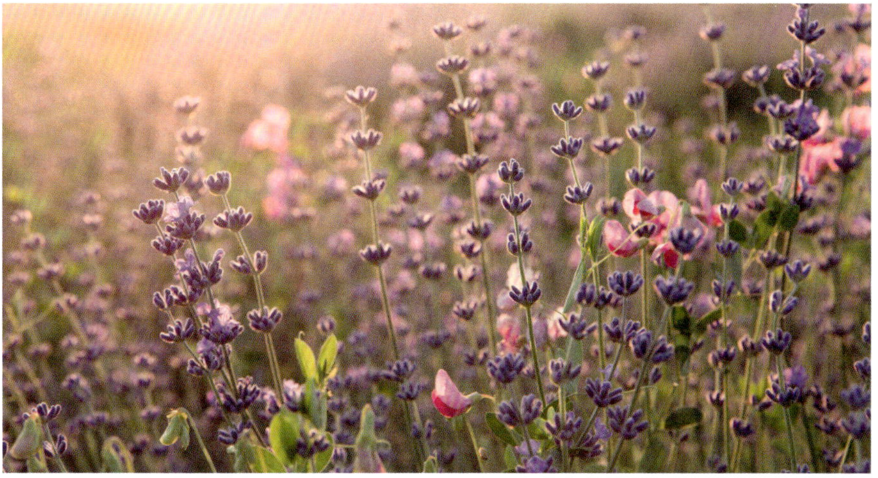

synergistische Heilwirkung zu erzeugen. Ein gutes Beispiel ist Lemongras-Öl (Cymbopogon citratus).

„Die antibakteriellen Eigenschaften des ätherischen Öls hat man erforscht. Diese Aktivitäten lassen sich nachweisen in zwei oder drei der Hauptkomponenten des Öls, wie man sie durch chromatografische und massenspektrometrische Methoden ausfindig machen kann. Während die Komponenten des alpha-citral (geranial) und beta-citral (neral) jeweils antibakteriell auf gramnegative und grampositive Organismen wirken, lassen sich bei der dritten Komponente, myrcene, ihrerseits keine beobachtbaren anti-bakteriellen Aktivitäten nachweisen. Myrcene entwickelten allerdings erhöhte Aktivitäten, vermischt man sie jeweils mit einer der beiden besagten Hauptkomponenten" (cf. „The School For Aromatic Studies", Onawunmi, et al. über die „antibakteriellen Bestandteile in dem ätherischen Öl von Cymbopogon citrates"). Andererseits neigt die chemische Behandlung von Pflanzen mit Substanzen wie Herbiziden, Pestiziden, chemischen Düngemitteln etc. – was wissenschaftlich erwiesen ist – dazu, die Fülle der phyto-chemischen Komponenten zu vermindern, aufgrund dessen die vielfältigen heilerischen Wirkungen der Pflanze reduziert werden.

Reichtum von Komponenten versus Isolation „aktiver Bestandteile“

Untersuchen wir nun diese wenigen Beispiele, so stellt sich heraus, dass der Hauptgrund für den synergistischen Ansatz innerhalb der modernen Aromatherapie darauf hinaus läuft, die Vielfalt innerhalb der Einheit zu vermehren. Wir möchten eine spezifische Wirkung erzeugen, und um das zu schaffen, bedarf es der Einführung von Komplexität auf intelligente Weise, ohne das natürliche Gleichgewicht seinerseits zu stören. Im Gegensatz zum allopathischen Ansatz, welcher das aktive Prinzip in der Pflanze zu isolieren versucht, um dann in einem zweiten Schritt dasselbe zu synthetisieren, schreitet die Aromatherapie Hand in Hand mit Mutter Natur voran, wodurch sie die unendliche Komplexität ihrer Schöpfungen ehrt und bewahrt.

Gewisse Komponenten zu isolieren, um sie dann als toxisch auszumachen, ist eine äußerst kindische Annäherung der modernen Pharmakologen, die dann nachweisen wollen, dass dieses oder jenes ätherische Öl riskant sei. Die Natur hat bereits innerhalb dieser Komplexität alle Mittel bereit gestellt, gewisse Komponenten im Verhältnis zu bestimmten anderen ins Gleichgewicht zu bringen, sodass die Gesamtheit aller Bestandteile eines Öls in einer für den Menschen nicht-offensive Weise verfügbar ist, vorausgesetzt, dass man die richtige Dosis im Auge behält. Was sagte schon Hippocrates? „Alle Dinge sind Gift und nichts ist ohne Gift; allein die Dosis machts, dass ein Ding kein Gift sei.“ Vom therapeutischen Gesichtspunkt aus gesehen, erhöht die Komplexität die Chance auf Heilung und verhindert unerwünschte Nebenwirkungen. Natürlich gibt es so viele Komponenten innerhalb der Natur, von denen sich leichthin Zehntausende aufzählen lassen. Sie sind bislang noch

- nicht erklärt im Hinblick auf ihre Heilqualitäten
- nicht analysiert in wissenschaftlicher Weise
- nicht völlig verstanden im Hinblick auf ihre wechselseitige Abhängigkeit und ihre sich gegenseitig verstärkende Dynamik

Das berechtigt uns nicht zu der Annahme, sie seien nutzlos. Deswegen steht es uns viel besser an, zu sagen: Nahezu die gesamte menschliche Physiologie mit ihren zahllosen Beschwerden entzieht sich unserer genaueren Erkenntnis im Hinblick auf ihre Reaktionen und ihre mögliche Resonanz mit Heilpflanzen.

Wenn wir deswegen die Komplexität innerhalb einer therapeutischen Mischung erhöhen, bieten wir unserer menschlichen Natur häufig eine höhere Gelegenheit, in Einklang mit dem Prinzip der Vielfalt innerhalb der Natur selbst zu gelangen und dadurch die Wahrscheinlichkeit für eine Heilung zu erhöhen, was bedeutet: Für eine Heilchance. Vergleichen lässt sich das mit dem Betreten eines Schlosses mit allerhand verschlossenen Räumen, Zimmern, Hallen, Fluren. Je mehr Schlüssel wir bei uns haben, desto größer wird die Chance sein, die geheimen Pforten aufzuschließen und das Schloss zu betreten.

Letzten Endes kann man sich dann bei der Schaffung eigener Rezepte im Rahmen der Aromatherapie oder bei der Entdeckung der angemessenen Öle auf dem Markt immer von der Natur inspirieren lassen und von jenen, die mit der Ganzheitlichkeit der Natur in direkter Verbindung stehen. Nichts muss erfunden werden oder einfach willkürlich zusammengefügt werden, lässt sich sagen; wir müssen einfach die rechte „Lesart“ entwickeln: Eine wirksame Synergie sollte sich auf die uralte Volksmedizin und deren Erfahrung gründen, wenn möglich bestärkt durch die Forschung der modernen Aromatherapie, mittels verlässlicher Beweise und natürlich gründlicher Studien zum eigentlichen Thema. Diese „Mischung“ von Altem und Modernem erscheint mir als der gründlichste Weg für eine überzeugende und wirksame Pflanzenmedizin von heute wie auch für die kommende Zeit.

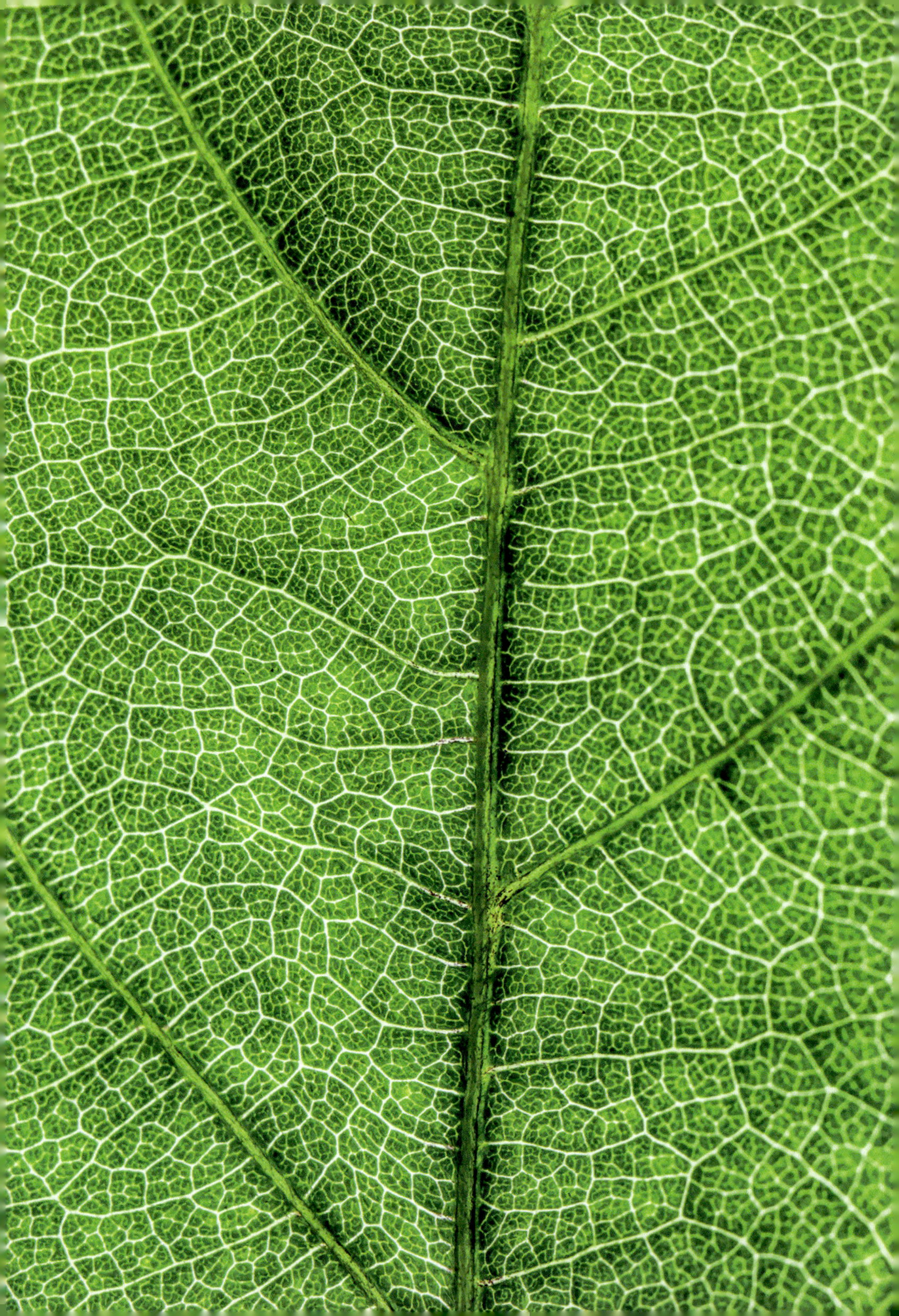

Wusssten Sie, dass Krebszellen riechen können?

… und dass ätherische Öle zu ihnen hinfinden können?

Wissenschaftler an der Ruhr-Universität Bochum (Deutschland) haben unlängst unter der Leitung von Prof. Hanns Hatt entdeckt, dass Krebszellen über ihre eigenen Duftrezeptoren verfügen. Dies wurde in den Journal Archives of Biochemistry and Biophysics veröffentlicht. Diese Forschung zeigte, dass z.B. das Wachstum von Krebszellen in der Leber aufgehalten werden kann, wenn sie mit bestimmten ätherischen Ölen in Kontakt gebracht werden.

Seit langem ist erwiesen, dass ätherische Öle eine äußerst positive Wirkung auf die menschliche Gesundheit haben. Und es ist ebenfalls bekannt, dass sich Pflanzen mit ätherischen Ölen gegen die Bedrohung von Pilzen, Bakterien, Viren und anderen Krankheitserregern schützen. Es gibt eine spezielle Gruppe von Molekülen bei ätherischen Ölen, welche die Angriffskraft Nummer Eins bei Krebs ist und zwar die Komponentengruppe der „Terpene". Terpene sind eine wesentliche Gruppe von Molekülen, die sich in zahlreichen ätherischen Ölen finden, vor allem in Zitrusölen wie Zitrone, Grapefruit, Bergamotte, Mandarine usw. und in den Ölen der Nadelbäume wie der Edeltanne, der Schwarzfichte, der Waldkiefer, der Balsamtanne usw. .

Prof. Hatt und sein Team entdeckten einen speziellen molekularen Mechanismus, welcher das Wachstum von Krebszellen durch die Anwendung von Terpenen hemmte und sogar ganz aufhielt. Der auslösende Faktor dafür ist ein Geruchsrezeptor namens ORIA2, den die veränderten Krebszellen auf ihrer Zellmembran tragen. „Die Leber kann dadurch die Moleküle der ätherischen Öle ‚riechen'", erklärt Prof. Hatt. „Die Krebszellen reagieren auf die terpenhaltigen Moleküle und hören auf zu wachsen."

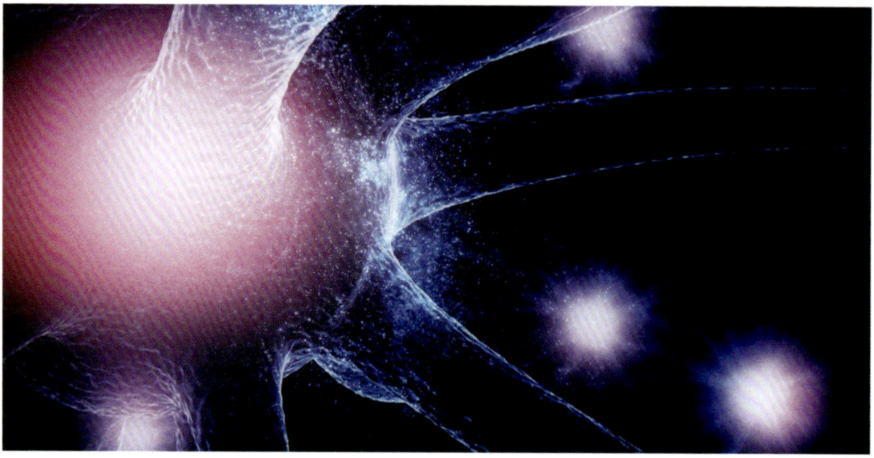

Der Wissenschaftler erklärte: „Diese Entdeckung wirft Licht auf die Zukunft der Krebsvorbeugung und der sanfteren Formen der Krebstherapien. Sie liefert weitere Beweise für die Bedeutung der Geruchsrezeptoren außerhalb der Nase und schenkt Hoffnung darauf, eine neue Form der medizinischen Behandlung bei Krebs zu entwickeln, die weniger Nebenwirkungen hat." (The Huffington Post, 16.Mai 2015).

Ein weiterer interessanter Ansatz könnte aus der Forschung von Prof. Fritz-Albert Popp (Deutschland) kommen. In seinem Buch Biologie des Lichts verwies er auf das Phänomen der biophotonischen Lichtaussendung, die allen lebendigen Zellen eigen ist. Genauer gesagt entwickelte er Messverfahren, die er „ultra-schwache kohärente Zellstrahlung" nannte. Die russischen Wissenschaftler S. Stschurin, V.P. Kanznacheev und L. Michailowa haben bereits bei mehr als 5000 Experimenten in den 70iger Jahren nachgewiesen, dass alle lebendigen Zellen biologische Informationen durch Photonen übertragen, d.h. durch Licht im ultravioletten Spektrum" (F. Popp, „Biologie des Lichts, S.38).

Diese ultra-schwache Zell-Leuchtkraft ist laut Popp für x-tausend Prozesse des Informationsaustausches in allen lebenden Systemen verantwortlich. Wenn diese Zellstrahlung „kohärenten Lichts" unterbrochen wird, führt Krankheit im

Extremfall zum Tod. Bei Krebs „koppeln sich“ laut Popp, die Zellen sozusagen von der normalerweise allgegenwärtigen kohärenten ultraschwachen Lichtstrahlung im System ab.

Normale gesunde Zellen leiten einen ständigen ununterbrochenen Strom von Photonen durch das ganze System. Dieser Strom verändert sich plötzlich „wenn ein Virus in die Zelle eintritt: eine Explosion der Photonenstrahlung – Stille – erneute Explosion der Photonenstrahlung – langsame Abnahme der Strahlung in mehreren Wellen bis zum Tod der Zelle. Es ähnelt fast den Schmerzensschreien eines Tieres ...“ (S. Stschurin, V.P. Kanznacheev und L. Michailowa, „Bild der Wissenschaft“, Nr.6, S.2)

Kann diese Aktivität der biophotonischen Ausstrahlung des menschlichen Zellsystems eventuell durch die biophotonische Kraft der ätherischen Öle gesteigert werden? Wissen wir, was wirklich geschieht, wenn ein ätherisches Öl wie Oregano oder Bohnenkraut im Fall eines Virenangriffs interveniert und das bewirkt, was ein Antibiotikum nicht schaffen würde?

Wenn wir darüber hinaus das Vorhandensein des Lichts in ätherischen Ölen bedenken, könnte man nicht davon ausgehen, dass ihre inhärente biologische Leuchtkraft – auch wenn sie keine wirkliche Zellstruktur besitzen – einen Faktor in ihrer molekularen Alchemie darstellt, der viralen und bakteriellen Einflüssen von der Quantenebene aus entgegenwirken kann – und eben auch gegen Krebs angehen kann? Lassen Sie uns nicht vergessen, dass ätherische Öle Boten kosmischen Lichts sind, das von der Sonne, dem Mond und den Sternen auf die Heilpflanzen unseres Planeten ausstrahlt. Ätherische Öle sind hochfrequente Moleküle von außerordentlicher Heilkraft.

Im Sanskritwort für Heilpflanzen, nämlich „OSHADHI“ kommt die heilende Kraft des Lichts unmittelbar zum Ausdruck. Oshadhi = Träger von „Ojas“, bedeutet „Träger von Licht und Bewusstsein“. Mit Sicherheit kann man davon ausgehen, dass die alten Seher wussten, dass Licht die Essenz des Lebens ist und dass Heilpflanzen über ihre eigene kostbare lebendige Leuchtkraft verfügen, die wir heute vielleicht „Signale von Quantenbotschaften“ nennen würden und die uns helfen können, uns in unserem Leben gegen alle möglichen Beschwerden der Menschheit zu unterstützen.

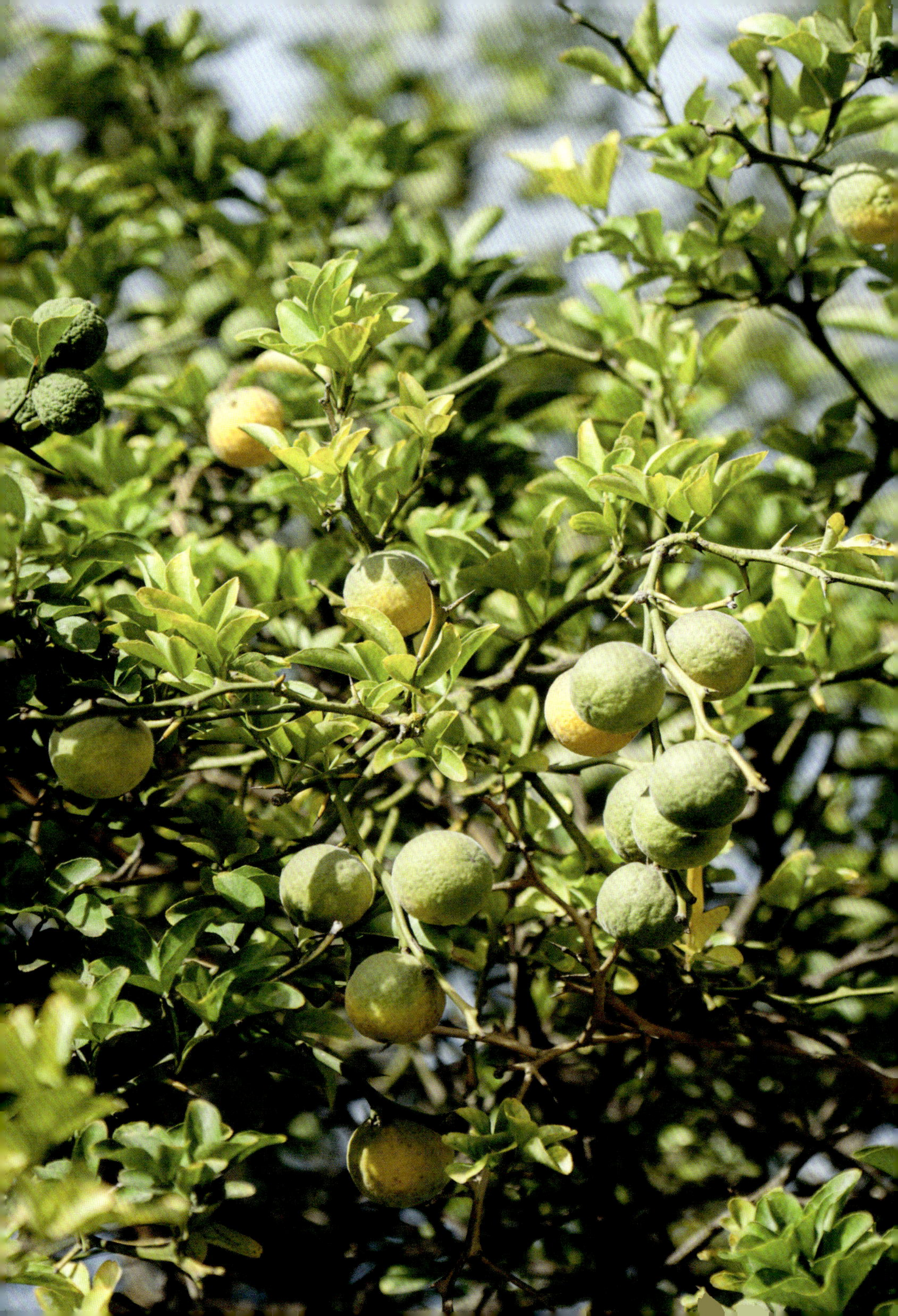

Bergamotte – Sonnen-Juwel des Glücks

Das ätherische Öl der Bergamotte ist in seiner Eigenschaft als Zitrus-Öl ein Magier der Sonne. Die Schönheit seines Duftes verdankt sich einem seltenen und harmonischen Gleichklang verschiedener Geruchskomponenten: Sie lassen uns eine Verbindung fruchtig süßer mit anregend frischen Noten erleben. Es ist ein bevorzugtes Öl, unser Leben mit Glück und Begeisterung zu bereichern.

Schon ein einziger Atemzug dieses Öls lässt uns vor Freude „in die Luft springen". Die sonnige Natur ätherischer Öle, insbesondere jener aus der Gruppe der Zitrus-Öle, ist mit Sicherheit der Grund, warum sich gerade Menschen in den nördlichen Ländern so stark zur Aromatherapie hingezogen fühlen, und das in gesteigertem Maße während der langen Wintermonate. Der weit verbreitete Einsatz von Zitrus-Ölen – insbesondere von Bergamotte-Öl – in der Parfüm-Herstellung, in der Nahrungsmittel-Industrie (z.B. Earl Grey Tee, Griechische Bonbons, Kekse usw.) und vor allem innerhalb der Aromatherapie, hat mit Sicherheit etwas mit dem „glücklichen" Charakter dieser besonderen botanischen Gruppe zu tun.

Bergamotte-Öl (einschließlich anderer Zitrus-Öle) hat zahllose Rezepturen entstehen lassen, von denen viele sich als äußerst hilfreich erwiesen haben, Stress, nervöser Erschöpfung, Depression und damit verbundenen physischen Beschwerden lindernd beizukommen.

Photo-Sensitiv

Das Öl bildet die Hauptkomponente innerhalb zahlreicher Produkte wie Kölnisch Wasser sowie Parfüms. Seiner hoch photo-sensitiven Eigenschaft wegen, die sich den sogenannten „Furocumarin"-Bestandteilen verdankt, muss man das Bergamotte-Öl mittels der molekularen Destillation noch einmal destillieren: Erst so gewinnt man ein Öl (FCF), das frei von Furocumarinen

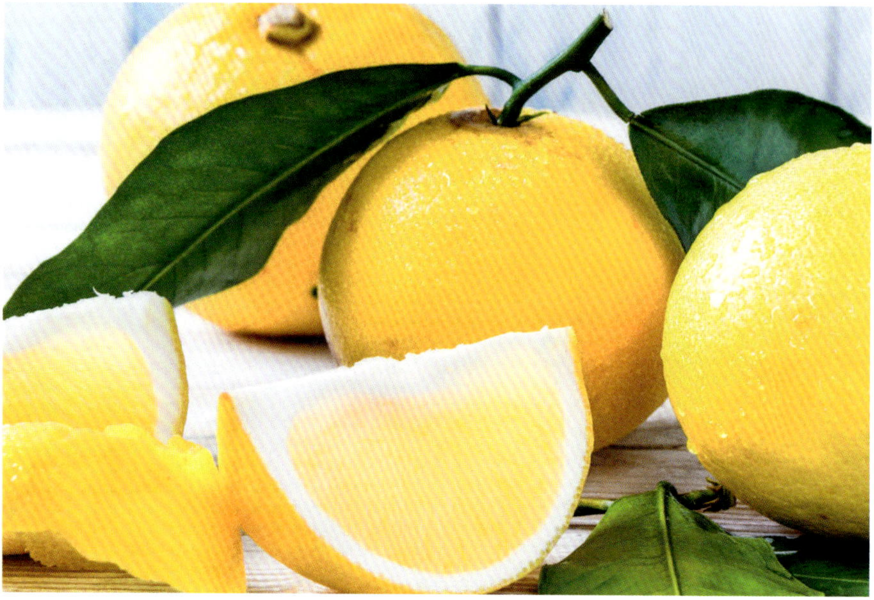

ist und als solches für Parfüms, Kölnisch Wasser und Kosmetika zum Einsatz gelangt.

Für den Gebrauch innerhalb der Aromatherapie bevorzugt man allgemein das Öl unter Einschluss der Furocumarine. Allerdings ist das FCF (furocumarin-freie Öl) ein „Muss" im Zusammenhang von Massage, Gesichts-Ölen und alle sonstigen Rezepturen, welche Hautkontakt unmittelbar mit einschließen: nur so lässt sich eine unerwünschte Pigmentierung der Epidermis vermeiden, welche sich schnell einstellt, sobald man die Haut dem direkten Sonnenlicht aussetzt.

Die Wohltuende Wirkung des Bergamotte-Öls

Auf der körperlichen Ebene

- Ein gutes Antiseptikum und ergänzendes Mittel für die Wundheilung.
- Hilfreich in Fällen von Haut-und Kreislaufproblemen (Ekzeme, Psoriasis, Akne, Lippen-Herpes und Varizen).

- Immunsystem-Booster: ein interessantes ergänzendes Heilmittel in Fällen von Erkältung, Grippe und sogar Herpes, Malaria ect. (auch als Zusatz zu anderen Essenzen aus der Gruppe der Coniferen-Öle, Thymianöle, Ravintsara ect. in ihrer Eigenschaft als Immun-Booster).
- Ein Hilfsmittel für gewisse Verdauungsprobleme dank seiner bitter-tonischen Eigenschaften, ähnlich dem Öl der Grapefruit. Für besagten Zweck kann man das Öl mit Honig mischen und in lauwarmem Wasser auflösen.
- Stärkt den Appetit und hilft bei Krämpfen des Verdauungstraktes.
- Wird auch gegen Blasenentzündung angewandt (oft in Beimischung mit Sandelholz-Öl) und wegen seiner tonischen Eigenschaft auch bei Problemen der Gebärmutter.

Auf der emotionalen und mentalen Ebene

- Als wirksames Heilmittel gegen Stress und Depression: es erhebt den Geist, harmonisiert den erregten Verstand, strukturiert ihn neu, richtet ihn aus und schenkt inneren Frieden.
- Verfügt über sedierende wie auch tonisierende und revitalisierende Eigenschaften.
- Hilft gegen Schlafstörungen.
- Ist ein gutes Mittel der Wahl im Falle von Burn-out.
- Wirkt als „gutes Stimmungs"-Öl in einem Duftzerstäuber, speziell während der kalten Jahreszeit im Rahmen seiner antibakteriellen Eigenschaften.

Wissenschaftliche Studien

Forschungen im Rahmen der Aromatherapie weisen darauf hin, dass verschiedene ätherische Öle, einschließlich des Bergamotte-Öls, durchaus in der Lage sind, den Umgang mit, Stress, Angst, Depression und anderen Störungen des emotionalen Haushalts zu erleichtern. Die Inhalation von

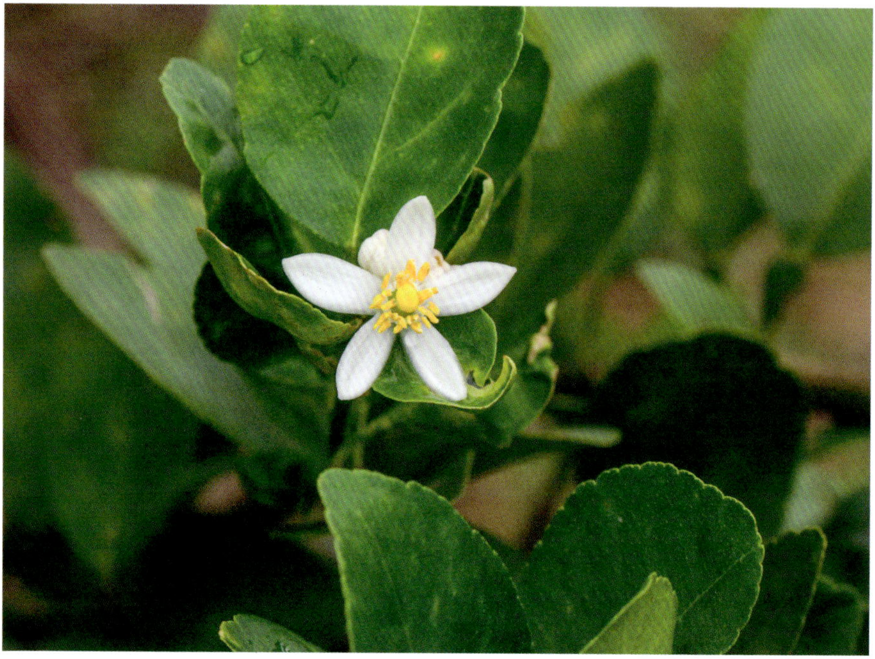

ätherischen Ölen übermittelt dem olfaktorischen System Signale, welche das Hirn anregen, Neurotransmitter zur Stimmungsregulation auszuscheiden (z.B. Serotonin und Dopamin).

Studien an Menschen haben gezeigt, dass die aroma-therapeutische Behandlung mit Bergamotte-Öl Angst und andere Symptome aus dem Bereich von körperlichem und psychologischem Stress reduziert. In einer neuerdings veröffentlichen Studie (Evidence-Based Complementary and Alternative Medicine) reduzierte die Aromatherapie mit Bergamotte-Öl signifikant die Angst von Patienten am Tag ihrer geplanten Operation.

Eine Gruppe von 109 Patienten unterzog man nach dem Zufallsprinzip einer 30 minütigen Behandlung mit Bergamotte-Öl unter Anwendung eines Ultraschall-Verneblers und bei der Placebo-Therapie unter Anwendung eines Wasserverdampfers. Alle diejenigen, die der aromatherapeutischen Behandlung mit Bergamotte-Öl ausgesetzt waren, zeigten eine größere

Reduktion von Angst vor dem operativen Eingriff als diejenigen in der Kontrollgruppe.

Im statistischen Vergleich zeigten jene, die der Aromatherapie mit Bergamotte-Öl ausgesetzt waren, eine signifikante Verringerung bezüglich Angst-Pegel, Herzfrequenz und Blutdruck, wohingegen sich an der Placebogruppe keine Änderungen beobachten ließen.

Eine Sonnenbatterie für das Leben

Bergamotte-Öl, und ganz allgemein alle ätherischen Öle, sind ein Ausdruck der inhärenten Magie von Mutter Natur, Sonnenbatterien für das Leben zu schaffen. Sie sind das Ergebnis eines besonderen kosmischen Wechselspiels von Pflanzen mit Licht. Die Biochemie des „Lichts" spielt eine herausragende Rolle innerhalb der Zitrus-Gruppe, wo die ätherischen Öle hauptsächlich im äußeren Bereich der Früchte – der Rinde – im direkten Kontakt mit dem Sonnenlicht gespeichert werden und dies, sehr außergewöhnlich in der Natur, bis in die Mitte des Winters hinein.

Die Tatsache, dass Zitrusfrüchte gewöhnlich nicht vor Ende Januar geerntet werden, erlaubt es der Bergamotte, verschiedene Qualitäten von Licht zu absorbieren, vom Sommer angefangen, den ganzen Herbst hindurch bis in den Winter hinein. Das Öl spiegelt diesen erstaunlichen Reichtum an Lichtqualitäten in seinem sehr speziellen Aufbau wieder. Das Sonnenlicht liefert schlechthin die Grundlage für die Gesamtheit des pflanzlichen Lebens, indem es das Wunder der Photosynthese bewirkt.

Dank ihres Chlorophylls verhalten sich Pflanzen wie mächtige Kraftwerke von Licht, welche die Energie der Sonne absorbieren, um deren Licht in biochemische Energie zu verwandeln. In dieser Eigenschaft sind Pflanzen – auf der Ebene von Atomen und Teilchen – in der Lage, anorganische Moleküle in organische zu überführen, welche dann ihrerseits als Grundbausteine des Lebens dienen. Von dieser Ebene aus geschieht es dann, dass die Pflanze, ihrem spezifischen genetischen Code gemäß, ihre Hardware kreiert, wie Glukose, Öle, Wachse, Fasern usw.

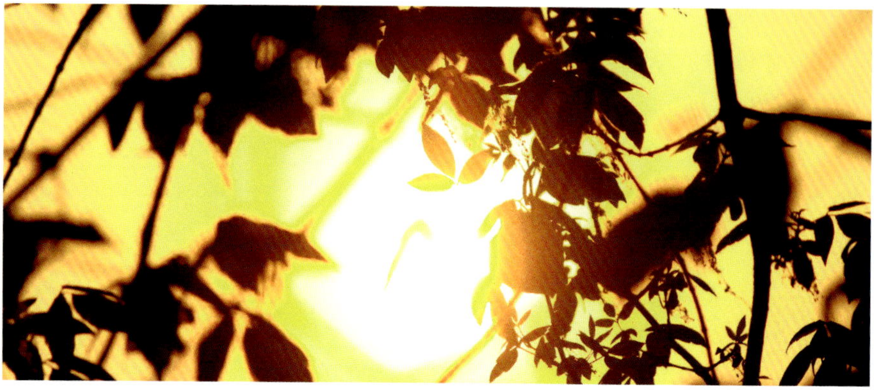

Glukose wird dann ihrerseits in ätherische Öle umgewandelt, die in spezifischen Drüsen gespeichert werden. Abgesehen von dem allelopatischen und keimschützenden Charakter der ätherischen Öle sind letztere außerdem in der Lage, als Energiespeicher zu dienen. Oft geschieht es, dass Pflanzen auf die lichtenergetischen Speicher ihrer ätherischen Öle in Ermangelung von Sonnenlicht zurückgreifen – z.B. im Falle eines plötzlichen Klimawandels, bei ausgedehnten Regenfällen usw.

All diese unglaubliche Alchemie der Pflanze: Nichts als materialisierte Sonnenenergie, um den kostbaren Lebensvorgängen zu helfen, sich ins Universum auszubreiten (vergleiche auch unseren Blogpost The Miracle of Fragrant Light zur Vertiefung des Themas).

Das innere Licht verstärken

Der Charakter der Bergamotte ist von warmer und sanfter Ausstrahlung. Sie stärkt das innere Feuer des Herzens, indem sie Wellen von Freude erzeugt mittels ihrer mächtigen antidepressiven Eigenschaften. In Begriffen der anthroposophischen Lehre (Dr. Rudolf Steiner), nicht weniger als nach den Prinzipien des Ayurveda, wirken die thermischen Energien des Kosmos (hauptsächlich Sonnenlicht, aber auch Mond- und Sternenlicht) primär auf den „thermischen Organismus" innerhalb der menschlichen Physiologie.

Ihren spirituellen Gegenpart finden sie im höheren Selbst oder dem „Atma", dem inneren Licht oder inneren Seligkeits-Zentrum, das aus der Tiefe heraus unser Wesen durchstrahlt. Rudolf Steiner und seine Schüler haben oft über die den Zitrusfrüchten und ihren Ölen innewohnenden Eigenschaften gesprochen, welche das Leben mittels ihrer Fähigkeit organisieren, Ordnung in die entropischen Tendenzen der Natur zu tragen, allzeit gegenwärtig im Spiel ihrer Polaritäten.

Rudolf Steiner hat die Zitrusfamilie (Rutazeae) primär in Verbindung gebracht mit dem subtropischen Charakter der Sonne im Hinblick auf deren spezifische Strahlkraft und ihre anregenden und stärkenden Qualitäten. Interessant mag es sein, festzustellen, dass eine der Hauptkomponenten der Zitrusöl-Gruppe, namentlich die Limonene, eine Reihe von interessanten Forschungsstudien im Zusammenhang der Krebstherapie angeregt haben.

Um es noch einmal zu sagen: Alle ätherischen Öle sind das direkte Ergebnis eines stark harmonisierenden oder ausgleichenden energetischen Prozesses, welcher sich hauptsächlich der kosmischen Einwirkung (primär von der Sonne) auf die Pflanze verdankt und sich uns von dort aus über vielschichtige Ebenen mitteilt, wenn wir diese Öle dann im Zugriff auf unsere Gesundheit und unser Wohlergehen nutzen.

Bergamotte-Öl: Ein kostbarer Juwel in der Krone der Aromatherapie – eine duftende Gabe aus dem Herzen der SONNE.

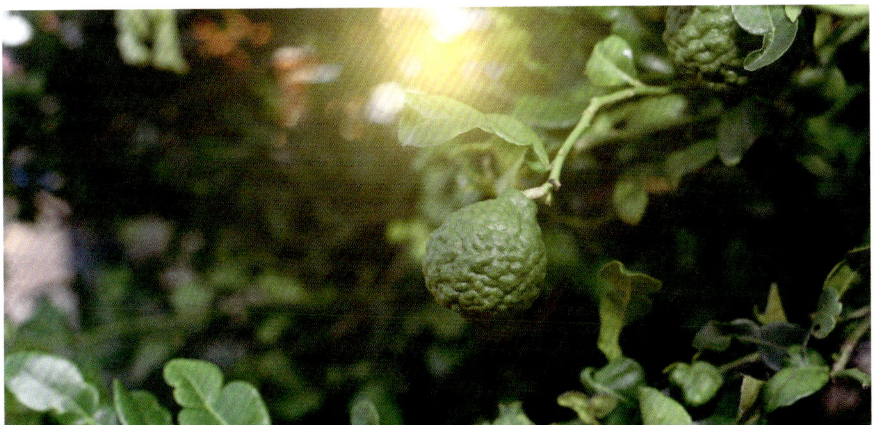

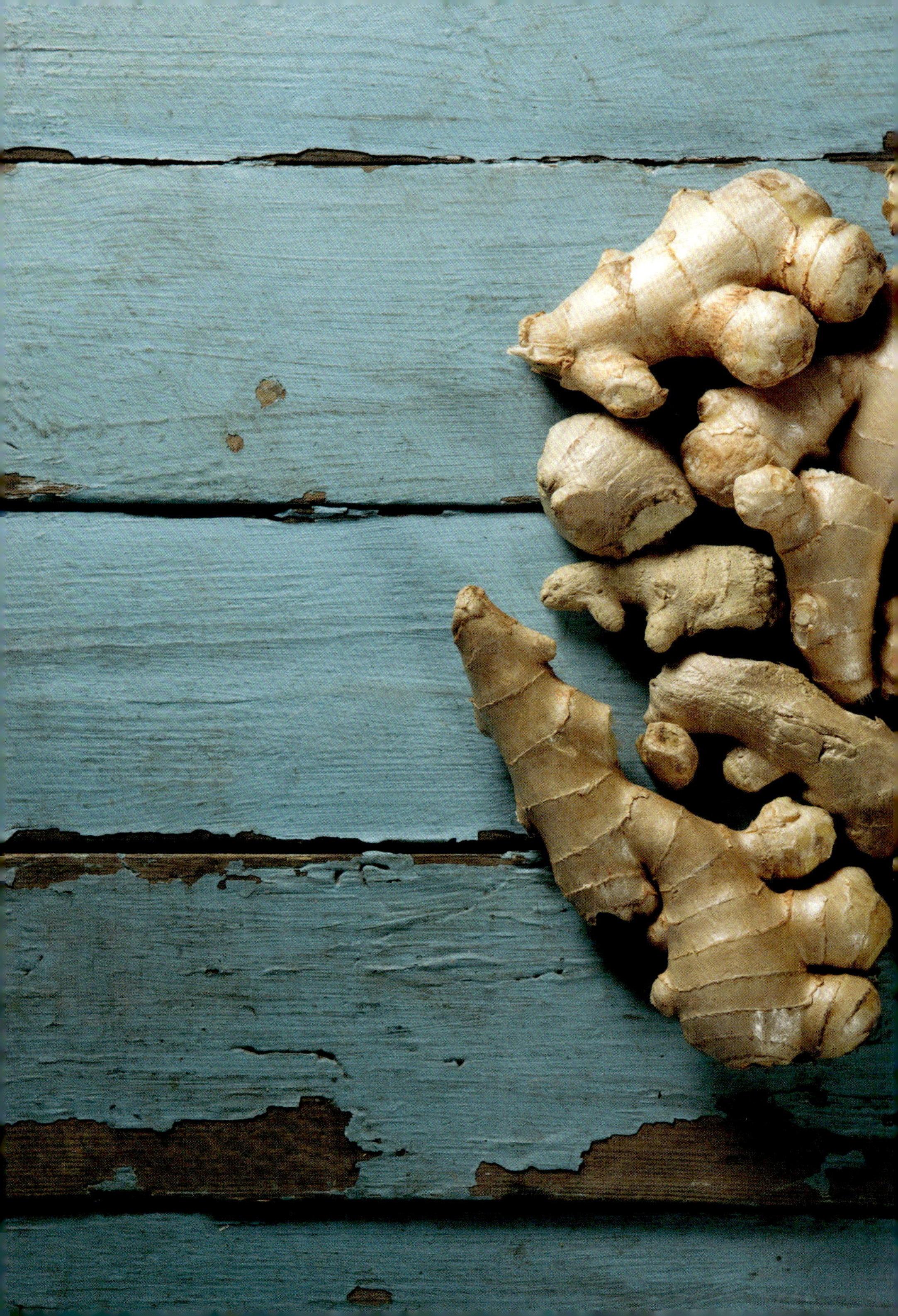

Ingwerhydrolat

Heute freuen wir uns, ein seltenes Geschenk der Natur vorzustellen, dessen erstaunliche Heilwirkungen noch gar nicht so bekannt sind: Ingwerhydrolat!

Ingwer gehörte zu den ersten orientalischen Gewürzen, die nach Europa gelangten. Er stammt aus Südostasien und wird im Ayurveda als unumgängliches Heilmittel betrachtet, da es Agni (das Verdauungsfeuer) erhöht und Ama (Giftstoffe) reduziert.

In der Aromatherapie kennt man es vor allem als ätherisches Öl. Doch gibt es auch ein weniger bekanntes Pflanzenwasser! Nach der Destillation der Wurzel dieser mehrjährigen tropischen Pflanze gewinnt man ein Hydrolat, dessen feiner, krautartiger Duft und warmer, würziger Geschmack Sie verführen wird.

Seine Heilwirkungen für unseren Körper

Ingwerhydrolat regt den Appetit an, die Verdauung, das Immunsystem und das sexuelle Verlangen und es wirkt gleichzeitig Magenproblemen entgegen. Außerdem mildert es Schmerzen, Entzündungen, Verkrampfungen und Husten. Ingwerwasser bekämpft Infektionen und Allergien. Im kosmetischen Gebrauch trägt es dazu bei, dunkle Augenringe zu vermindern, die Haut zu beleben und das Haar zu kräftigen.

Seine Wohltaten für unseren Geist

Das Ingwerhydrolat erwärmt das Herz und hellt den Geist auf. Es ist ideal, um Gefühle der Schuld, Scham und Unsicherheit zu beseitigen.

Bei Schwindel

Trinken Sie eine Tasse warmes Wasser mit einem Teelöffel Ingwerhydrolat und einem Teelöffel Basilikum Hydrosol.

Bei Appetitmangel

Trinken Sie eine Tasse warmes Wasser mit einem Teelöffel Ingwerhydrolat und einem Teelöffel Pfefferminzhydrolat, eine halbe Stunde vor den Mahlzeiten.

Bei Blähungen oder Verdauungsbeschwerden

1. Trinken Sie eine Tasse heißes Wasser mit einem Teelöffel Ingwerhydrolat nach den Mahlzeiten.

2. Massieren Sie bei Schmerzen den Bauch mit einigen Tropfen ätherischen Ingweröls.

Gegen Verstopfung

Mischen Sie einen Teelöffel Ingwerhydrolat mit Honig, einem Tropfen ätherischen Red Mandarin Öls und etwas Apfelsaft.

Bei Müdigkeit, Stress oder Erregung

1. Sprühen Sie etwas Ingwerhydrolat auf das Gesicht und die Handgelenke.

2. Fügen Sie dem Badewasser 2ml Ingwerhydrolat hinzu.

3. Trinken Sie eine Tasse warmes Wasser mit einem Teelöffel Ingwerhydrolat.

4. Massieren Sie zusätzlich den Solar Plexus mit ätherischem Ingweröl.

Gegen Heuschnupfen

Stellen Sie eine Medizin für 40 Tage her. Jeweils einen Esslöffel Blaue Kamille und Ingwer Hydrolat in einen Liter Wasser geben, den man über den Tag verteilt trinkt.

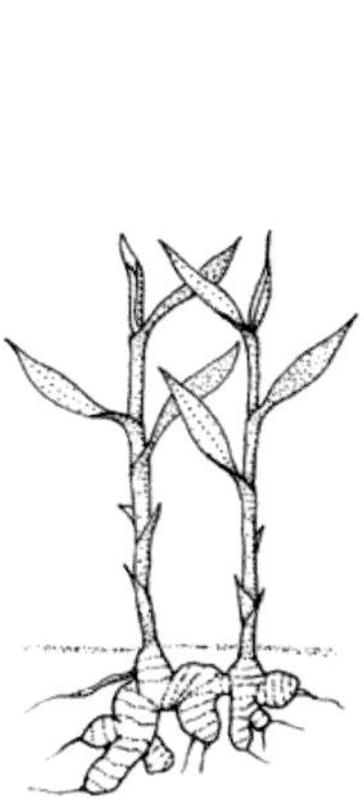

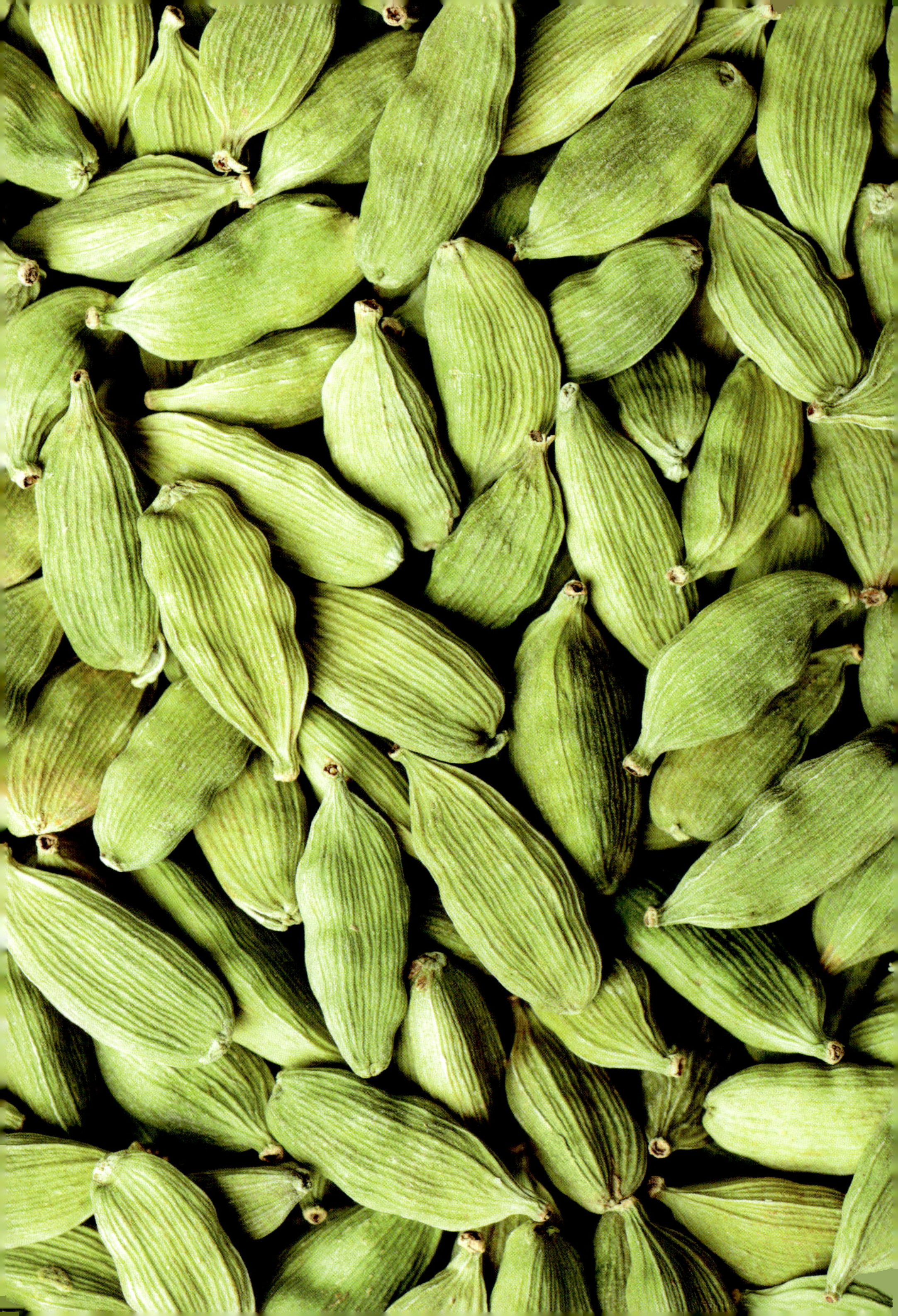

Kardamom
Die Königin der Gewürze

Kardamom ist eine mehrjährige Pflanze, die bis zu 2-3 m hoch wächst. Sie hat weiße Blüten mit rot-blauen Streifen. Die Fruchtkapseln (Schoten) wachsen nah am Boden und enthalten die Samen, die als Gewürz benutzt werden. Sie werden noch vor der Reife gesammelt, um zu verhindern, dass sie während der Trocknung aufplatzen, was zum Verlust des ätherischen Öls führen würde. Das ätherische Öl wird durch Dampfdestillation der Samen gewonnen. Das gegenwärtig ertragreichste Land ist Guatemala.

Kardamom ist bereits seit über 3000 Jahren ein einheimisches Gewürz,

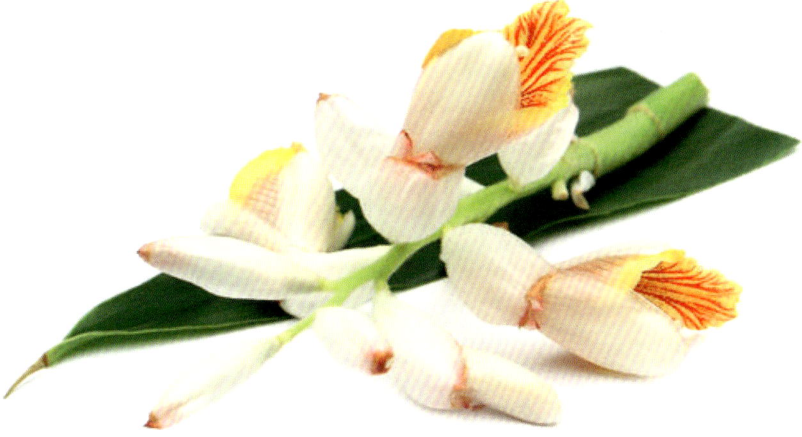

Kardamom Blume

das in Indien, Sri Lanka und ganz Südostasien ausgiebig Verwendung fand und findet. Schon die Ägypter benutzten Kardamomöl für ihre Zeremonien und ihre Parfums. Später wurde das Gewürz in den Westen gebracht und wurde bei den Griechen und Römern sehr bekannt. Bereits Hippokrates erwähnte Kardamom in seinen Schriften und empfahl es gegen Ischias,

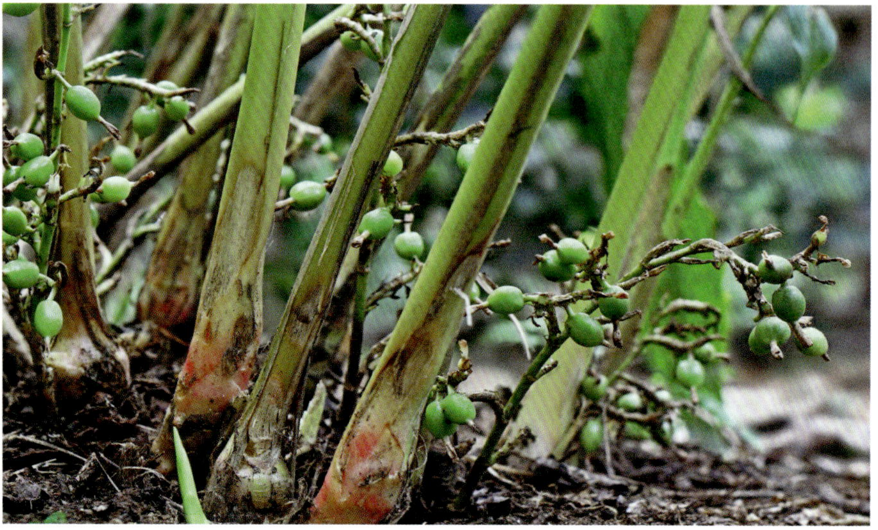

Unterleibsbeschwerden, Krämpfe, Nervosität und Probleme der Atemwege. Außerdem wurde es als gutes Heilmittel gegen Epilepsie, Steifheit, Lähmung und Rheuma angesehen.

Die Ärzte der alten Schule von Salerno verschrieben Kardamom gegen Herzstörungen und erwähnten seine guten harntreibenden und magenstärkenden Wirkungen. In Südasien werden Kardamomsamen benutzt, um Zahnfleischentzündungen und Halsweh zu behandeln. Sie werden auch in verschiedenen medizinischen Pulvern und Getränken benutzt, oft zusammen mit anderen Zutaten als Abführmittel und zur Magenberuhigung.

Der einzigartige und intensiv wohlriechende Duft von Kardamom macht es zu einem ausgewählten Gewürzöl für Tees und zahlreiche Speisezubereitungen. Die Kombination seines frischen und gleichzeitig würzig-warmen, etwas holzartigen Geruchs, unterlegt mit Zitrusduft ist ebenfalls oft in der modernen Parfumherstellung anzutreffen.

Aus ayurvedischer Perspektive „regt Kardamom die Milz an, stimuliert Samana Vayu, entfacht Agni und löst Kapha aus Magen und Lungen. Es regt den Geist und das Herz an und schenkt Klarheit und Freude." (Vasant Lad, Yoga of Herbs, S.109).

Außerdem soll es dem Kaffee das Koffein entziehen und die schleimbildenden Eigenschaften der Milch neutralisieren. Die Eigenschaft von Kardamom ist „sattvisch und insbesondere gut für das Öffnen und Besänftigen des Pranaflusses im Körper" (Vasant Lad, Yoga of Herbs, S.109).

Die chinesische Medizin beschreibt Kardamom als Chi-Tonikum. Sie betont einerseits ihre stärkende Wirkung auf die Lungen und auf die Milz und beschreibt sie andererseits als Nerventonikum, das dem Geist Freude schenken kann. Insofern kann Kardamom aufgrund seiner Fähigkeit, ein schwaches Chi auszugleichen, sehr wohl als Anti-Depressivum wirken.

Die Hauptwirkung des Öls besteht in der Linderung von Verdauungsproblemen. Die Wissenschaft hat herausgefunden, dass Kardamom den intestinalen glatten Muskel entspannt und tonisiert. Einreibungen des Bauchs mit Kardamomöl oder 2-3 Tropfen mit Honig helfen, Magenverstimmung und Blähungen zu lindern. Es ist ebenfalls empfehlenswert bei Schwindel, Brechreiz, morgendlicher Übelkeit, Kolitis, Reizdarm, Magenverstimmung und Krämpfen (British Herbal Pharmacopea). Dr. Telphon, der französische Autor des „ABC des Huiles" (ABC der ätherischen Öle) empfiehlt, Kardamomöl mit Kreuzkümmelöl und Pfefferminzöl mit Olivenöl als Trägeröl zu mischen, um die Verdauung zu fördern. Es wird auch zur Fiebersenkung benutzt.

Auch die erfrischenden Eukalyptolanteile des Kardamoms sind sehr nützlich – kombiniert mit anderen ätherischen Ölen wie Ravintsara, Eukalyptusöl, Speiklavendel und Nadelbaumölen – um Atemwegsproblemen wie Lungenstauung, Husten usw. vorzubeugen und sie zu lindern. Mit seinen

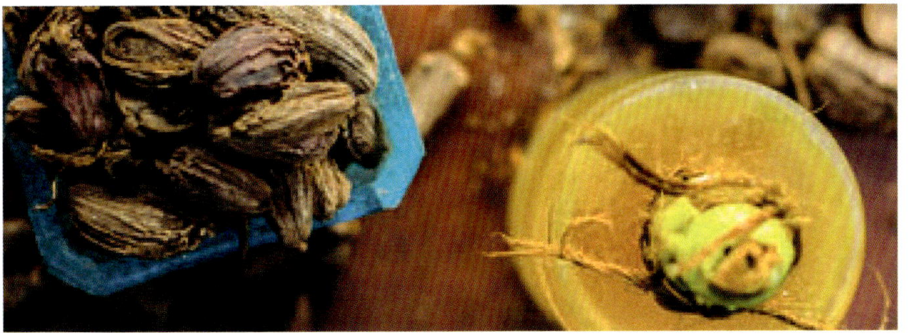

antibakteriellen Wirkungen kann Kardamomöl auch als erfrischender Zusatz bei der Mundreinigung benutzt werden. Es wird ebenfalls bei Speisezubereitungen und zum Backen benutzt oder als Zusatz zu Kräutertees.

Da Kardamom den Geist anregt, erweist er sich als nützlich in Raumsprays und in Aromazerstäubern, um die Luft zu erfrischen und zu klären und die Atmosphäre zu reinigen. Es ist ausgezeichnet, um eine dumpfe und schläfrige Umgebung zu verändern.

Reibt man einige Tropfen Kardamomöl auf den Bauch und den Solar Plexus, so hat es eine beruhigende und anregende Wirkung. Seine erwärmend-frische Qualität macht ihn zu einem wunderbaren Öl, kombiniert mit Trägerölen, für Massagezwecke.

Kardamomöl ist tatsächlich ein wahres Geschenk von Mutter Natur. Es vermittelt Glück und hat einen belebenden Charakter, der angenehm für unseren Geist ist und gleichzeitig den Körper beruhigt. Mit seinen starken tuberkulösen Wurzeln, die tief und weit in den Boden ragen (vgl. Ingwer, Kurkuma, Galgant usw.) und zum anderen seinen kräftigen grünen Blättern, die sich zu eindrucksvoller Höhe strecken, ist Kardamom in der Tat erdgebundene Energie, erhoben zu vertikaler Erfüllung, es saugt kosmisches Licht ein, lenkt es in die Erde und konzentriert es in seinen würzigen, von der Sonne entzündeten Früchten.

Durch diese Früchte offenbart Kardamom seine wahre Natur und schenkt eine wärmende, beruhigende Energie, welche den menschlichen Stoffwechsel stärkt und gleichzeitig dazu beiträgt, den Geist zu erheben und ihn von seiner Bindung an seine materielle Struktur zu befreien. Dieses Spiel zwischen den Kräften der Erde (der Verdauung) und der Luft/dem Äther (der Atmung), wie es in seiner biochemischen Eigenart und seinen therapeutischen Eigenschaften gespiegelt wird, macht Kardamomöl zu einem einzigartigen Verbündeten für ein gesünderes und glücklicheres Leben.

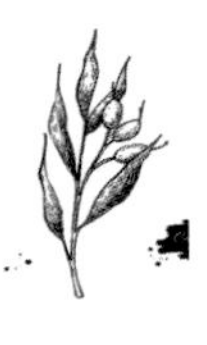

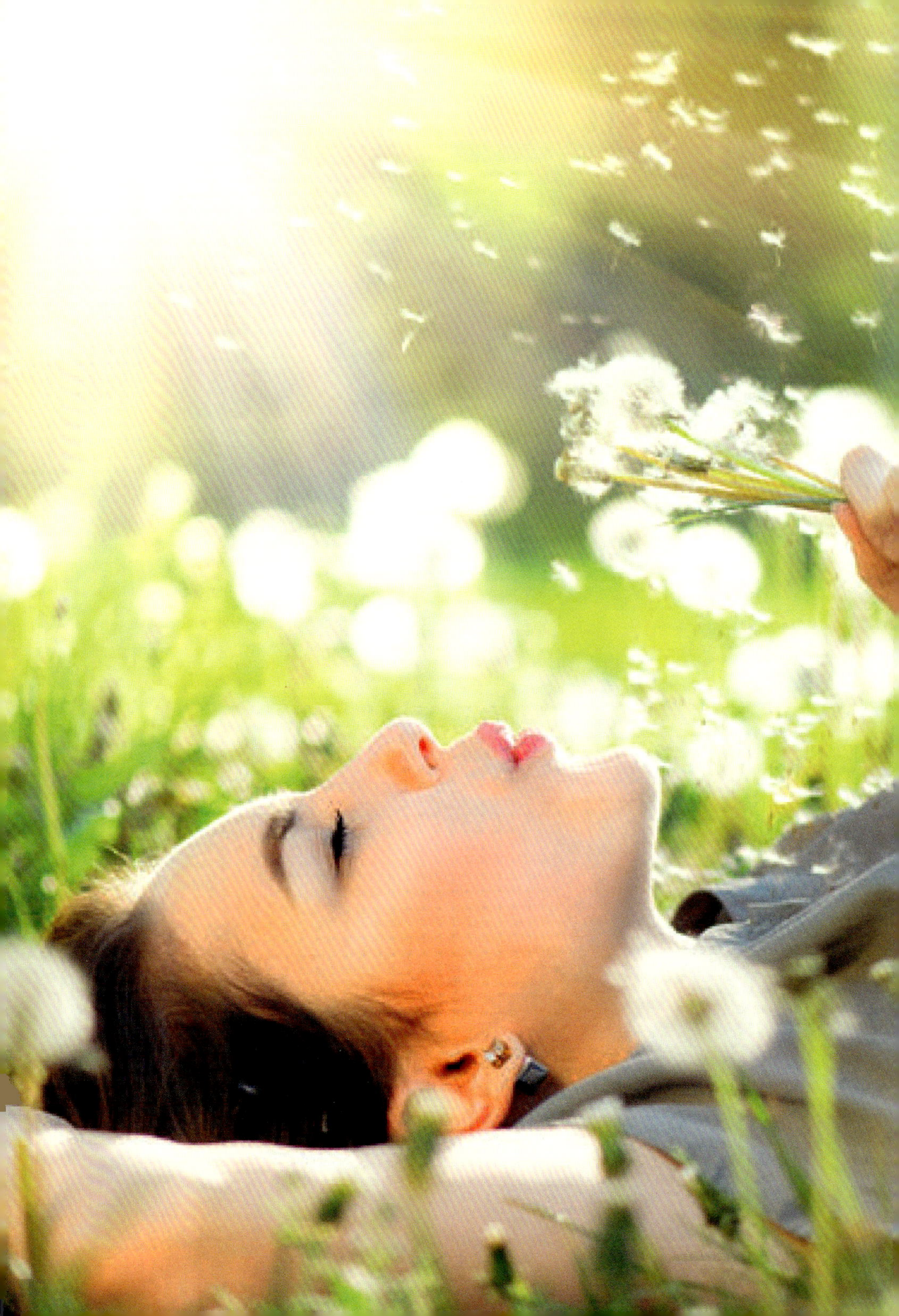

Aromatherapie und Allergien

Welch wundersames Spiegelbild unserer Selbst sind doch die Jahreszeiten. Der Frühling lädt uns mit seiner wachsenden Hülle und Fülle ein, uns neu zu erfinden, tatkräftig Projekte zu beginnen und uns innerlich mit einzustimmen in den überschäumenden Rhythmus der Natur. Im Sommer schwingt die Lebensfreude und Lebenskraft zusammen mit der ungeheuren Komplexität innerhalb einer Unzahl von allseits entfalteten Blüten und wir sind energiegeladen, uns zu bewegen und die Welt um uns herum zu erkunden. Allerdings sind diese Jahreszeiten für immer mehr Menschen mit einem äußerst unangenehmen Problem verbunden: Allergien. Während der letzten Jahre entwickelt sich Heuschnupfen oder „allergische Rhinitis" zu einem wachsenden Notstand innerhalb unserer modernen Gesellschaft. Tatsächlich sind mehr als 33% der Bevölkerung der Industrieländer von diesem Problem betroffen, das nach der WHO bis 2050 etwa 50% der Weltbevölkerung berühren wird.

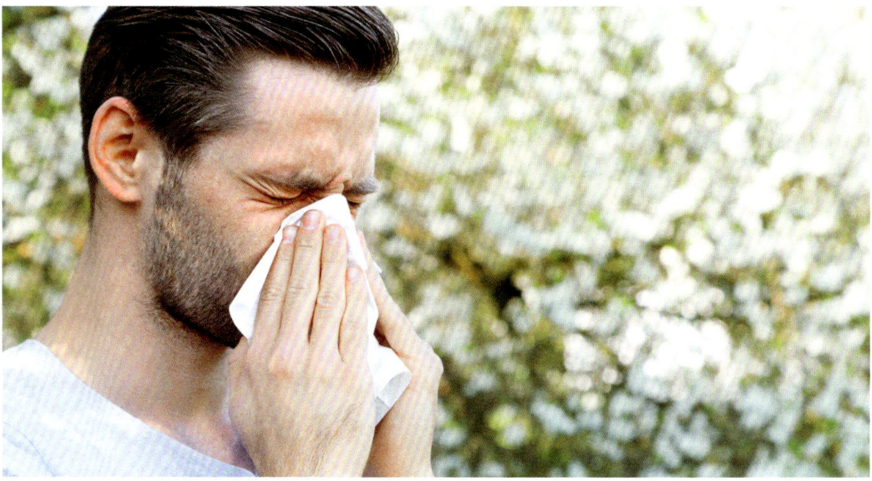

Warum und Wie

Allergien werden meist durch Pollen ausgelöst. Obwohl diese winzigen Träger von Leben gewöhnlich völlig harmlos sind, vermögen sie eine heftige Reaktion des Immunsystems auszulösen, welche Pollen manchmal als Eindringlinge ausmacht. Allgemeine Symptome sind:

- ständiges Niesen
- juckende, feuchte Augen
- laufende, juckende und geschwollenen Nase
- verminderter oder völliger Verlust des Geruchs-Sinns

Als Ergebnis dessen mag man sich völlig hilflos und abgeschnitten von aller Lebensenergie fühlen.

Jahrzehnte zuvor hätte unserer Körper nicht auf diese Weise reagiert, weil synthetische Produkte, Antibiotika, Chemikalien und Nahrungsmittel minderer Qualität nicht in gleicher Weise verfügbar waren. Heute jedoch kann unser Immunsystem angesichts einer Unzahl zusätzlicher „fremder" Informationen leicht zu einer Überreaktion veranlasst werden. Außerdem wird unser Nervensystem im Zuge der Komplexität des Lebens mit seinen mannigfachen Reizen in erhöhtem Maße von Stress herausgefordert. Das ist ein zusätzlicher Auslöser für Allergien.

Die Aroma-Therapie bietet erstaunliche natürliche Lösungen an, allergische Symptome loszuwerden und deren zu Grunde liegende Ursache heilen zu helfen.

Wie man Allergien mit ätherischen Ölen vorbeugt und behandelt

Einige ätherische Öle können sehr wirksam sein bei der Vorbeugung und Behandlung eines Allergie-Schnupfens. Sie sind in der Lage, die Entzündungs-Symptome und den Juckreiz der Schleimhäute, der Haut und der Augen zu mildern und auf diese Weise unserem Immunsystem zu helfen, angesammelten Stress und nervöse Müdigkeit aufzulösen.

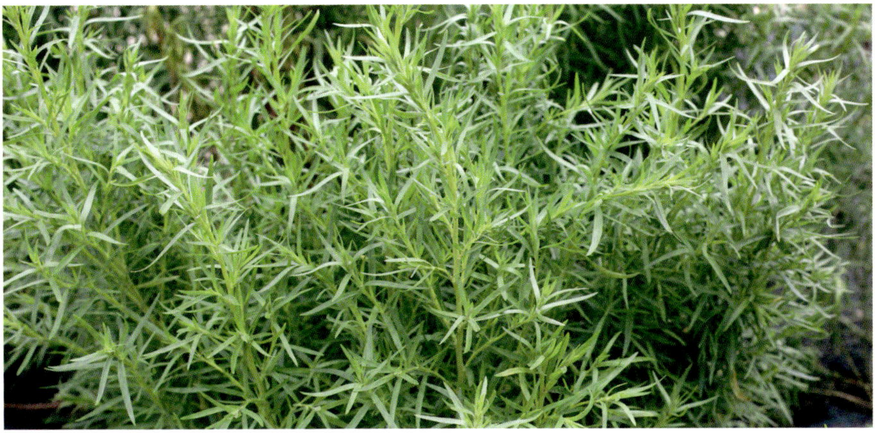

Estragon (Artemisia dracunculus)

Das ist der Champion gegen alle Allergien. Hochgeachtet in der Volksmedizin vieler Kulturen hat sich das Öl auch als sehr nützlich erwiesen in der Behandlung vieler Arten von Allergien. Nimm zwei Tropfen Estragon-Essenz drei mal pro Tag zu dir, vermischt mit einem Teelöffel Honig, um Erleichterung zu erzielen. Estragon besitzt außerdem starke anti-entzündliche Eigenschaften, welche alle Symptome eines Schnupfens abmildern werden.

Zusätzlich zu seiner Wirkung als starkes anti-entzündliches Mittel vermag das ätherische Öl der römischen Kamille das Immunsystem ins Gleichgewicht zu

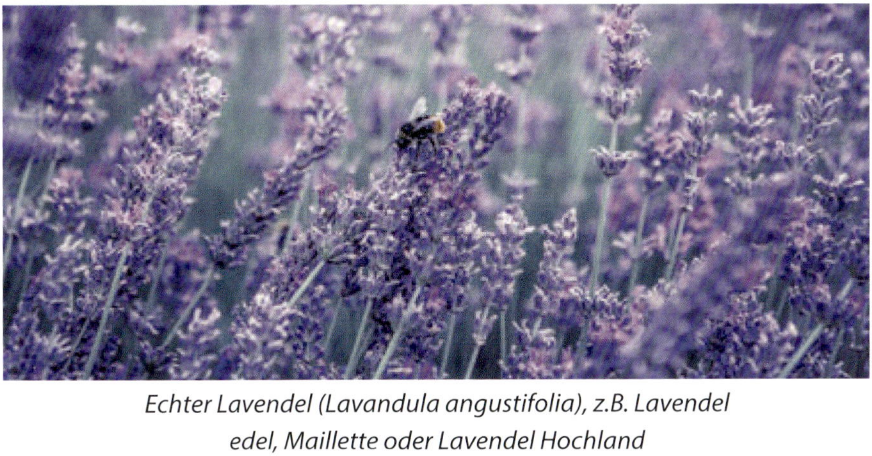

Echter Lavendel (Lavandula angustifolia), z.B. Lavendel edel, Maillette oder Lavendel Hochland

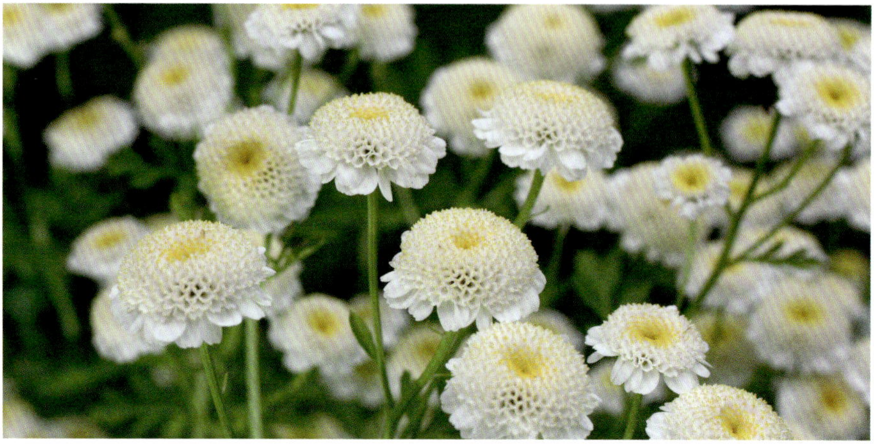

Römische Kamille (Chamaemelum nobile/Anthemis nobilis)

bringen und den Ausbruch von Allergien zu vermindern oder zu verhindern. In seiner Anwendung im Hinblick auf zahlreiche Magen-Darm-Probleme wirkt dieses Öl wahre Wunder, wenn Allergien sich Verdauungsstörungen verdanken. Seine sanfte Wirkung macht es zu einem Öl der Wahl im Einsatz bei allergischen Haut-Entzündungen wie zum Beispiel Ekzemen.

Dieses wohl duftende und besänftigende ätherische Öl vermag allergische Entzündungen der Atemwege zu unterdrücken und Schleim-Sekretion zu vermindern.

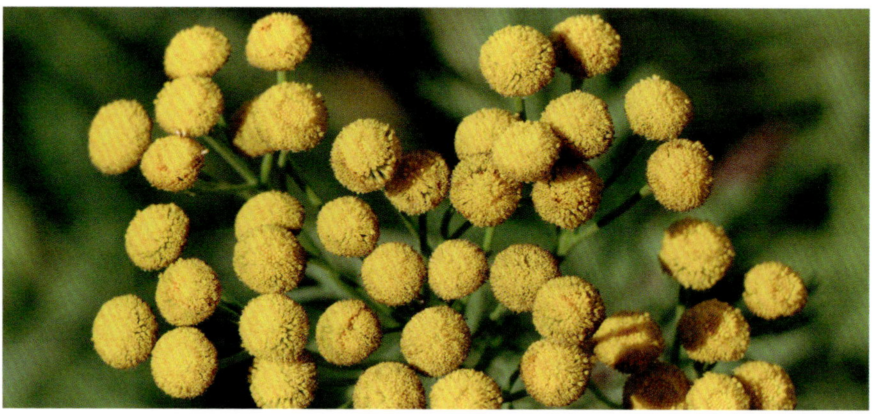

Blauer Rainfarn/Blaue Kamille (Atlaskamille) (Tanacetum annuum)

Nicht zu verwechseln mit dem Rainfarn-Öl! Auch das Öl des blauen Rainfarns/ der Atlaskamille besitzt starke anti-entzündliche Eigenschaften. Mit einem Tropfen, den man mit etwas Träger-Öl vermischt und sorgfältig unter die Augen reibt, kann man sehr schnell Rötungen und eine juckende Nase mildern.

Vorsorge und Symptom-Behandlung

Das Wunder der Aroma-Therapie besteht darin, dass jedes einzelne ätherische Öl mit seiner ganzen Bandbreite biochemischer Bestandteile nicht nur eine einzige gezielte Wirkung ausübt, sondern gleichzeitig Heilung auf vielen anderen Ebenen unserer Physiologie, unseres Geistes und unserer Emotionen bietet. Estragon, Lavendel, römische Kamille und blauer Rainfarn sind außerdem sehr nützlich bei der Auflösung von Angst und Stress sowie der Verbesserung unserer Schlaf-Qualität. Außerdem vermögen sie bei der Entgiftung des Körpers und der Anhebung des Immun-Systems mitzuhelfen. Vorsorge: Um sich gegen den Einfluss von Allergien zu schützen, kann man innerlich diese vier Öle zwei Wochen vor der eigentlichen Ausbruchs-Periode einnehmen. Nimm von jedem dieser Öle jeweils einen Tropfen ein, in etwas Honig oder einem Träger-Öl gelöst, zwei bis dreimal pro Woche die gesamte Frühlingszeit über. Im Zusammenhang damit kann man Entgiftung allgemein in Betracht ziehen (siehe den Artikel „Spring detox with aromatherapy"). Das hilft unserem gesamten Körper zusammen mit dem Immunsystem, mit den umher fliegenden Pollen fertig zu werden. Symptom-Behandlung: Zu Beginn einer Allergie kann man dieselbe Mischung, wie schon vorher erwähnt, drei mal pro Tag fünf Tage die Woche über maximal drei Wochen hinweg einnehmen. Die Symptome sollten sich dann zurück gebildet haben! Dann reduziere die Einnahme auf zwei bis drei mal pro Woche bis zum Ende der Blütezeit. Hilfreich kann es auch sein, diese Behandlung mit einer äußerlichen Anwendung zu ergänzen. Zu dem Zwecke kannst du einen Deoroller oder eine Massage-Mischung mit den vier Ölen zubereiten und einige wichtige Öle, die das Abhusten erleichtern, hinzufügen, wie z.B. Speik-Lavendel, Föhre, Ravintsara oder Eukalyptus. Diese genannten Öle werden die Wirkung der vorher erwähnten anderen vier Öle steigern, indem sie den vorhandenen Sekret-Stau lösen und ein tiefes Durchatmen erlauben.

Die Rückkehr zu unserer Verbindung mit den Zyklen der Natur

Die Rhythmen der Natur sind einzigartig. Zusammen spiegeln sie, was in uns geschieht. Im Sommer herrscht starkes Sonnenlicht vor, die Lebensenergie schwingt hoch, die Natur hat sich zu einer ungeheuren Komplexität innerhalb einer Unzahl von Blüten allseits entfaltet und wir sind energiegeladen, uns zu bewegen und die Welt um uns herum zu erkunden. Mit der Rückkehr des Herbstes beginnt sich die Natur für die Ruheperiode bereit zu machen und auch wir verlangsamen unseren Rhythmus, indem wir all die Erfahrungen des Sommers verarbeiten. Die Winterzeit lädt uns auf natürliche Weise nach innen ein, lässt uns mehr zur Ruhe kommen, wir kapseln uns gerne ein, während die Natur schläft. Im Frühling, während der Saft in die Baumspitzen nach oben strebt, fließt die Energie auch in unserem Körper in ähnlicher Weise. Die Bienen schwirren wieder aus und beginnen, ihre Stöcke zu reinigen von all den Ablagerungen und Giften, die winters angesammelt wurden. Wenn wir über die natürlichen Zyklen des Lebens nachsinnen, nehmen wir wahr, dass wir selbst ein Teil der Natur sind, auch wenn wir unsere Verbundenheit mit ihr nicht immer spüren mögen.

Könnte es sein, dass unsere Allergien uns bei der Erinnerung dieser wesentlichen Verbundenheit helfen sollen? Sind wir nicht genauso wie Bienen, die einer inneren Reinigung bedürfen? Glücklicherweise können uns ätherische Öle mit ihrer harmonisierenden Wirkung dabei helfen, zum Gleichgewicht zurückzufinden, welches allem Leben innewohnt. Estragon, Lavendel, römische Kamille und blauer Rainfarn sind Teil vieler Arzneipflanzen und ätherischer Öle, die bereit stehen, uns bei unserer Suche nach einem Einklang mit den Rhythmen der Natur zu unterstützen, den Frühling und Sommer voller Freude willkommen zu heißen und uns selbst seiner magischen Erscheinung zu öffnen!

Einige Erfahrungsberichte

„Seit Jahren leide ich unter jahreszeitlichen Allergien. Ich habe alles mögliche ausprobiert, wie Augentropfen und Antihistaminika, alles ohne Erfolg. Dieses Jahr habe ich mich entschlossen, einen Verdunster in mein Zimmer zu stellen und Estragon, Lavendel und Ravintsara verdampfen zu lassen. Außerdem habe ich mir in einer Apotheke ein Nasenspray mit ätherischen Ölen gekauft. Meine Augen sind nicht länger rot und jucken nicht mehr. Ich kann den Frühling und Sommer jetzt voller Frieden genießen!"

Claire

„Gegen meine Pollenallergie nehme ich Estragon-Essenz auf einer neutralen Tablette ein, außerdem wende ich ein wenig Homöopathie an. Zum ersten mal seit Jahren sind meine Augen nicht rot und wässerig, und ich habe kein Asthma mehr während des Frühlings."

Christelle

„Ich hatte ein starkes allergisches Asthma (ich wäre fast daran gestorben), außerdem hatte ich im Frühling Ekzem-Reaktionen.

Die Ärzte verabreichten mir Cortison, Dutzende von Salben, Sprays und andere Medikamente. Mit niederschmetternden Ergebnissen! Ätherische Öle hatten mich schon immer angezogen, aber die Medizin-Experten rieten mir stets davon ab...... Jetzt nehme ich mich selbst meiner Gesundheit an und habe mich entschlossen, nur noch natürliche Produkte für meine Haut und meine Diät zuzulassen. Ich habe kein Asthma mehr und mein chronisches Ekzem ist verschwunden.... All das in einem einzigen Monat! Ich habe wieder Gefallen gefunden, nach draußen zu gehen und im frisch gemähtem Gras herum zu tollen...... Ich hatte keine Allergie gegen Pollen, wie mir gesagt wurde, ich besaß einfach eine Allergie gegen chemische Produkte!"

Sylvie

„Ich habe Allergien gegen Pollen. Ich war auf einem Aroma-Therapie-Kurs und benutze jetzt Estragon-Essenz. Sie ist in der Tat einzigartig, schon bei Tagesbeginn rieche ich daran, dann reib ich mir einen Tropfen auf meinen Solarplexus, danach habe ich während des gesamten Tages keinerlei Anzeichen von Allergien mehr. Drei Tage hinter einander

verfahre ich so und bin dann die gesamte Woche über allergiefrei! Die Natur bietet uns so viele Lösungen an!"

Dominique

„Ich habe schreckliche Allergien, wenn sie ausbrechen, mag ich keinerlei Medikamente nehmen. Meine Freundin besuchte mich. Sie tropfte mir etwas Lavendel-Öl in die Hand zum Inhalieren, und ich hatte ein außergewöhnliches Erlebnis: Meine Allergien bildeten sich in wenigen Minuten zurück, ich konnte wieder atmen und meine Augen klärten sich. Ich hatte keinerlei Vorstellungen, wie mächtig diese Öle sind."

Linda S.

„Als ich die Mitte meiner 30iger Jahre erreichte, verschlimmerten sich meine Allergien mehr und mehr. Ich entschloss mich, einen Allergologen aufzusuchen. Ich fing mit Spritzen an, unterzog mich der Behandlung mit aller Art von Medikamenten gegen Allergien, verabreichte mir Nasensprays und ein Mittel zur Inhalation. Die Kosten für all das liefen aus dem Ruder und die

Versicherungsgesellschaft deckte immer weniger ab. Ich sagte mir, es müsse etwas Besseres geben als meinen Körper mit all dem Zeug voll zu pumpen! Ich traf auf ätherische Öle und entschied mich für Lavendel-Öl. Ich rieb einen Tropfen auf meine Fußsohlen und einen Tropfen auf meine Schläfen, in die Region der Nasen-Nebenhöhlen (unter Vermeidung der Augen), unter meine Nase, auf meine Stirn und den unteren Nacken. Ich tat das morgens und spät abends. Nach ein paar Wochen beobachtete ich, dass mein Niesen und mein Stau der Nebenhöhlen sich zurück bildeten. Alle anderen Medikamente hatte ich abgesetzt. Dann machte ich einen weiteren Versuch mit den ätherischen Ölen von Eukalyptus, Ravintsara und Föhre. Zusätzlich zu Lavendel-Öl hat das in der Tat geholfen. Ich habe meine Routine so fortgeführt, trage den Deoroller mit der Mischung ätherischer Öle jetzt in meiner Handtasche und nutze ihn bei Bedarf anstelle eines Inhalators."

Cheryl E.

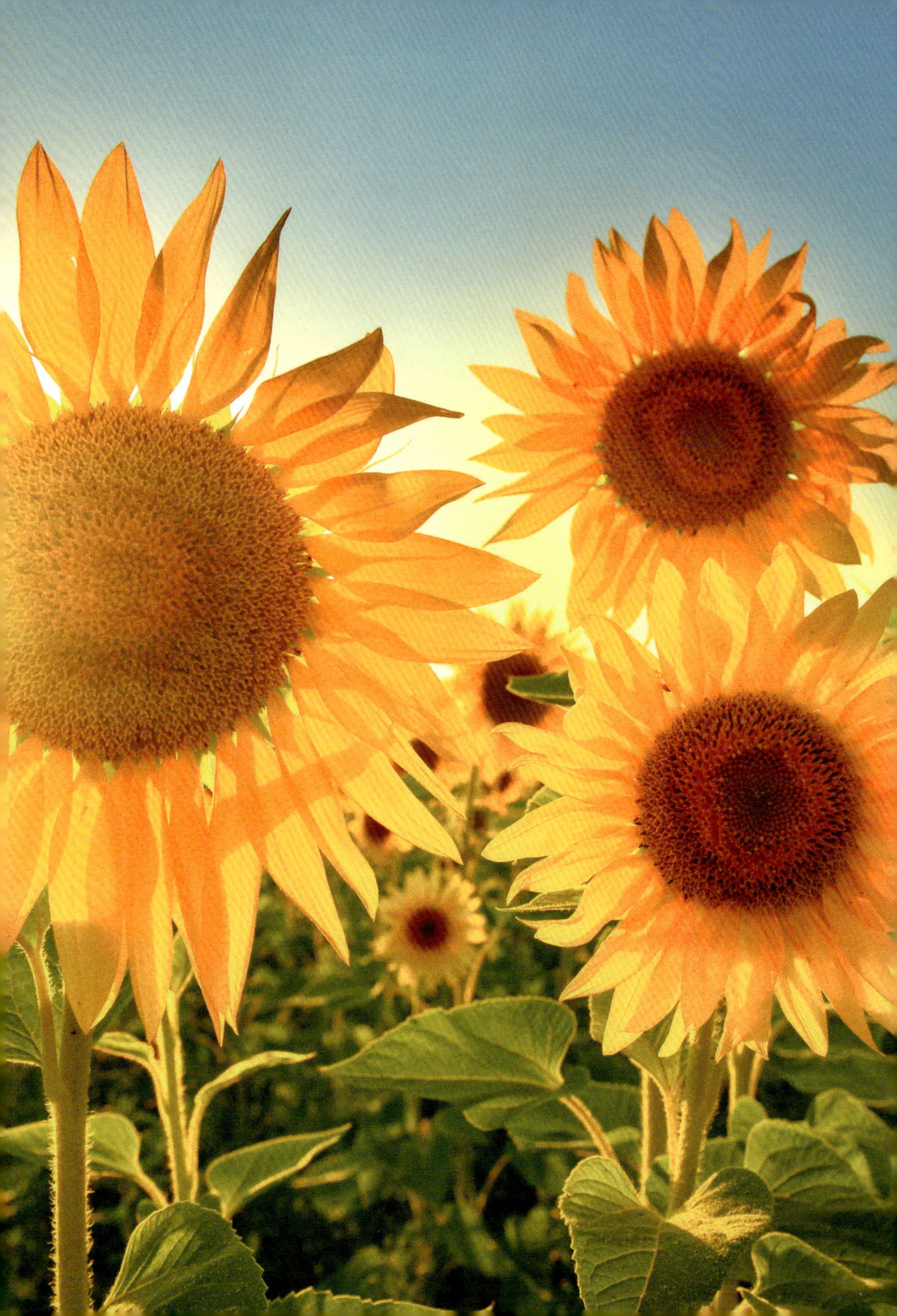

Öle, die heilen und Öle, die töten

Man mag es kaum glauben, doch wenn Sie zuhause oder im Restaurant Pommes Frites oder irgend etwas frittiertes essen, dann kann das eine Gefahr für Ihre persönliche Gesundheit und die Menschen Ihrer Umgebung darstellen. Ist dies nur eine provozierende Behauptung oder steckt mehr dahinter? Nun – Sonnenblumenöl, Maiskeimöl und Sojaöl – wahrscheinlich die bekanntesten (und preiswertesten) Fette, die wir bei der Zubereitung der Speisen benutzen, sind Öle, die zu den ungesättigten Omega Fettsäuren gehören und diese Öle sollten niemals erhitzt werden.

Ja – es sind genau dieselben Omegas, die angeblich so gut für unsere Gesundheit sein sollen... Wissenschaftliche Forschung hat gezeigt, dass alle so genannten ungesättigten Fettsäuren durch Erhitzen stark verändert werden und Toxine auf diese Weise durch die Zellwände unseres Körpers eindringen können. Sonnenblumenöl, das beispielsweise auf über 200 Grad erhitzt wird, um daraus Margarine herzustellen, ist nur ein Beispiel für einen unglaublichen „Irrtum der Industrie", der zu ungesunden, ja sogar gefährlichen Ernährungsgewohnheiten führt.

Was steckt dahinter?

In den 50iger Jahren entwickelte eine deutsche Ärztin eine Anti-Krebs-Diät auf der Basis von biologischem Leinsamen(Flachs)öl in Kombination mit biologischem Hüttenkäse. Diese Diät ist bis heute unglaublich erfolgreich bei der Behandlung von verschiedenen Krebserkrankungen und hat die enorme Bedeutung von dreifach ungesättigten Ölen bewiesen, die mit ihrer verborgenen Verbindung zur photonischen Kraft der Sonne zusammenhängt.

Die studierte Medizinerin, Physikerin, Pharmakologin und Biochemikerin Dr. Johanna Budwig, war die Beraterin der deutschen Bundesregierung für Fette und Pharmazeutika und leitete bahnbrechende Forschungen über die Beziehung von quantenmechanischen Vorgängen und dem Verhalten von Zellsystemen ein – insbesondere, wenn diese Ölen ausgesetzt wurden, die so reich an Elektronen waren (Omega 3) wie Leinsamenöl. Ihre Entdeckungen zeigten, dass Nahrungsmittel die reich an Elektronen sind, sich wie mit der Sonne resonierende Felder im Körper verhalten, um die photonische Energie der Sonne anzuziehen, zu speichern und weiterzuleiten. Die Sonnenkraft kosmischen Lichts ist sozusagen nicht nur Nahrung für die Seele, sondern auch ein wesentlicher Nährstoff für den Körper als ganzen. Die Menschen leben ständig von „Sonnenkost", deshalb sind wir Menschen der nördlichen Hemisphäre auch „sonnenhungrig" nach den langen Wintermonaten und können es nicht erwarten, dass die Tage im Frühling wieder länger werden, um unsere Zellen wieder durch das sättigendste Element auf Erden nähren zu lassen: Sonnenlicht.

Dr. Budwigs Entdeckungen haben jedoch auch die verheerenden Wirkungen von handelsüblich hergestellten (erhitzten) Fetten und Ölen aufgezeigt. Diese Fette sind zu einer der Hauptursachen chronischer und tödlicher Krankheiten wie Krebs, Diabetes und Herz-Kreislauf-Problemen geworden, indem sie die Biochemie unserer Zellmembranen angreifen und dadurch die Zufuhr elektromagnetischer Energie in unserem Körper vermindern. Doch wie viele Menschen sind sich dessen wirklich bewusst? Dr. Budwig entdeckte: Wenn ungesättigte Fette chemisch behandelt, erhitzt, raffiniert usw. wurden, werden ihre Nährwerte vernichtet und sie werden toxisch, da das Elektronenfeld der Zellmembranen aufgelöst wurde – d.h. Billionen Zellen unseres Körpers können keine richtigen Impulse mehr abgeben.

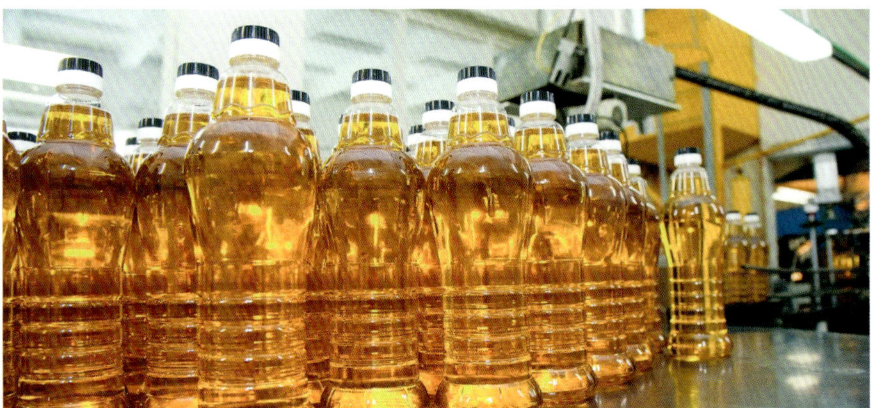

Wir sind „elektrische" Leiber

Wir haben vergessen, dass wir „elektrischer Leib" sind (wie es der amerikanische Dichter Walt Whitman ausdrückte) oder in den Worten von Robert E. Becker über unseren modernen Lebensstil in seinem bekannten Buch „The Body Electric: Electromagnetism and the Foundation of Life" (Der elektromagnetische Leib: Elektromagnetismus und die Grundlage des Lebens).

Unsere bioelektrischen Organismen" sind zunehmend zahlreichen „physiologischen Gefährdungen durch verschiedene elektromagnetische Verunreinigungen" ausgesetzt. Zu diesen Gefährdungen gehören auch falsche Ernährungsgewohnheiten wie etwa ungesättigte Öle wie Sonnenblumenöl, Sojaöl u.a. zu erhitzen und zu kochen.

Mike Vrentas von der Independent Cancer Research Foundation (einer unabhängigen Krebsforschungsgesellschaft) erklärt: „Die Zellen unseres Körpers senden elektrische Signale. Wir wissen alle, wie Fette unsere Venen und Arterien verstopfen und die Hauptursache von Herzinfarkten sind, aber wir haben nie genau darauf geschaut, wie diese äußerst gefährlichen Fette und Öle die generelle Gesundheit unseres Geistes und unseres Körpers auf zellularer Ebene beeinflussen. Die Fähigkeit der Fette, sich mit Eiweiß zu verbinden und dadurch Wasserlöslichkeit in den Körperflüssigkeiten zu bewirken – all das wird zunichte gemacht. Oder in den Worten von Dr. Budwig: „Die Batterie ist erloschen, da sie normalerweise von den Elektronen in diesen (gesunden) Fetten und Ölen aufgeladen wird."

Mike Ventras fügte hinzu: „Wenn die Elektronen zerstört werden, sind die Fette nicht mehr aktiv und können nicht in die Kapillargefäße und die feinen kapillaren Verästelungen fließen. In diesem Stadium entstehen Kreislaufprobleme." (Quellenangabe)

Dr. Budwigs Heilverfahren

Dr. Budwig glaubte nicht an tumorhemmende Behandlungen wie Chemotherapie oder Bestrahlungen in der Krebstherapie. Zum Beispiel sagte sie: „Ich behaupte schlichtweg, dass die normalen stationären Behandlungen von Tumorwachstum heutzutage mit großer Sicherheit dazu führen, die Erkrankung zu verschlimmern bzw. den Tod zu beschleunigen und bei gesunden Menschen gar Krebs zu verursachen." (Quellenangabe)

Dr. Budwig: „Ich habe Erfahrungsberichte von Menschen weltweit gefunden, die an (allen möglichen) Krebserkrankungen im Endstadium litten und die nach Hause geschickt wurden, um zu sterben und inzwischen wirklich geheilt sind und ein normales, gesundes Leben führen."

Dr. Budwig hat ihr Heilverfahren nicht nur zur Krebsbehandlung in Europa eingesetzt, sie behandelte auch andere chronische Erkrankungen wie Arthritis, Herzinfarkt, Herzrhythmusstörung, Schuppenflechte, Ekzeme (und andere Hautkrankheiten), Immunschwächesyndrome (Multiple Sklerose und andere Autoimmunerkrankungen), Diabetes, Lungenkrankheiten (Atemwegsprobleme), Magengeschwüre, Leberkrankheiten, Prostatavergrößerungen, Schlaganfälle, Gehirntumore, Arteriosklerose u.v.m..

Dr. Budwigs Heilverfahren erwies sich als erfolgreich, wo die Schulmedizin versagte. Ihr Heilverfahren konnte bereits im frühen Stadium einer Erkrankung größte Wirkung erzielen und teilweise sogar den Krankheitsverlauf ganz umkehren.

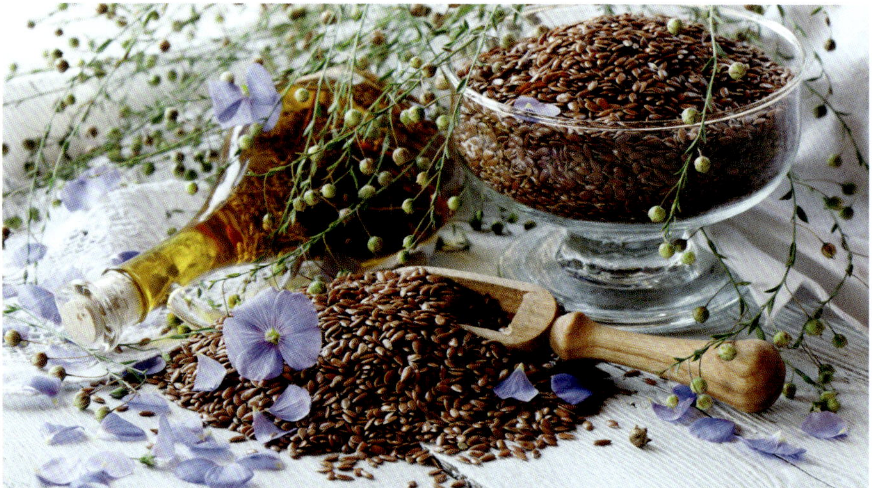

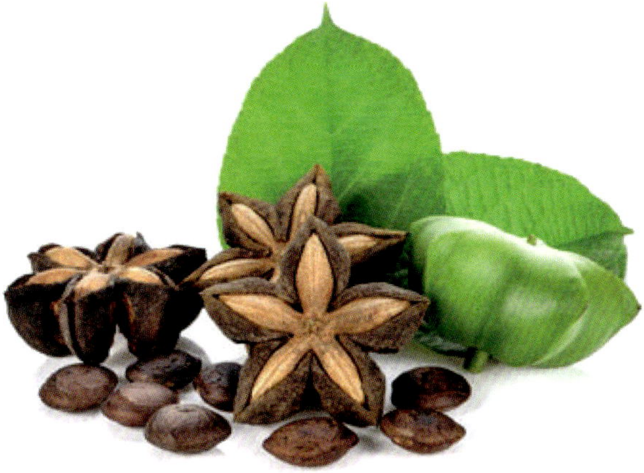

Dr. Budwig stellt fest: „Kein Ablauf im Gehirn kann ohne dreifach ungesättigte Fette geschehen. Zweifellos braucht jede Gehirnfunktion – und das ist wissenschaftlich erwiesen – den sanften Aktivierungseffekt der dreifach ungesättigten Fette."

Dasselbe gilt für die Funktion von Nerven und für die Muskelregeneration nach anstrengender Aktivität in der sogenannten oxidativen Erholungsphase im Schlaf. Dieser Prozess erfordert hoch ungesättigte und vor allem elektronenreiche Fettsäuren wie die des Leinsamenöls. Wenn ich also einem sehr kranken Patienten helfen möchte, muss ich zuerst das optimalste Öl geben, das mir zur Verfügung steht. Das ist meiner Ansicht nach das Leinsamenöl." (Quellenangabe)

Heute können wir uns glücklich schätzen

Heute, 60 Jahre nach Dr. Budwigs Forschung, befinden wir uns in einer viel besseren Lage als die Patienten ihrer Zeit. Die Verfügbarkeit zahlreicher mehrfach ungesättigter Omega-3 Öle ist seitdem sehr angestiegen. Öle wie Chia-Öl, Leindotteröl, Sacha Inchi Öl (Inka Berg-Erdnussöl), Perillasamen-Öl, Rosa Mosqueta Öl usw. sind interessante Alternativen zu dem leider sehr unstabilen Leinsamenöl. Sie besitzen einen hohen Anteil von Alpha-Linolen-Fettsäuren (Omega-3) in ähnlich ausgewogenem Verhältnis mit Alpha-

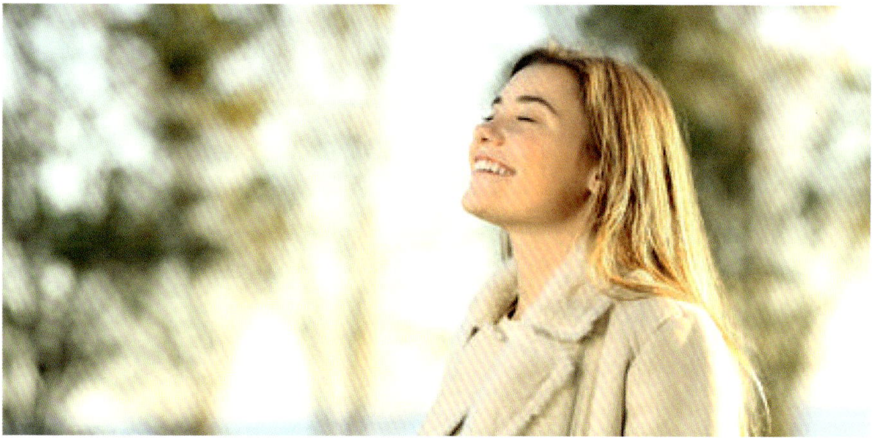

Linolsäure (Omega-6) und anderen Fettsäuren. Nach meiner persönlichen Erfahrung kann aber so gut wie kein Bioladen reines Leinöl anbieten, das keiner Oxidation ausgesetzt wurde und daher unwirksam, wenn nicht gar schädlich für den Körper ist. Der bittere Geschmack des Öls taucht spätestens innerhalb von zwei Monaten nach der Kaltpressung auf – das ist zu wenig Zeit, um unbeschadet die Verbraucherkette von der Ölmühle über den Großhändler zum Einzelhandel bis zum Endabnehmer zu überstehen. Der einzige Weg ist daher der Kauf direkt bei der Ölmühle.

So bleibt zu hoffen, dass der enorme Wert und die richtige Verwendung der omega-3-reichen Öle nach all der erstaunlichen Forschung der letzten Jahrzehnte und dem wachsenden Bewusstsein der Öffentlichkeit für eine ausgewogene Lebensführung und gesunde Nahrung zunehmend verstanden werden. Das Thema der „Degeneration von Fetten", wie Udo Erasmus es in seinem berühmten Buch Fats that heal, fats that kill ausdrückt, ist von enormer Dringlichkeit. Zwei Drittel der Weltbevölkerung in den Wohlstandsländern sterben an Degenerationskrankheiten, die vor allem dadurch bedingt sind, „mit zu wenig essentiellen Stoffen versorgt zu werden, was zu einer abnehmenden Gesundheit unter dem Optimum führt und infolge dessen zu Degeneration aufgrund von Fehlernährung" (U. Erasmus). Es ist höchste Zeit für Veränderung. Das Paradoxe daran ist, dass „in den meisten Fällen eine Umkehrung der Degenerationsprozesse möglich ist" (U. Erasmus). Wir müssen nur herausfinden, was uns zu einem gesunden Leben fehlt – ungeachtet der Herausforderungen unserer modernen Gesellschaft, die von einem belastenden und oft hektischen und stressigen Lebensstil angetrieben ist.

Ist das nicht ein Grund mehr dafür, intelligenter im Beobachten zu werden, „klüger" in unseren Entscheidungen und hartnäckiger in unserer Suche nach wahrem Glück, um den Weg für ein Leben zu ebnen, das lebenswert ist, in dem wir gesund bis ins Alter leben, ohne das drohende „Damoklesschwert" lebensbedrohender Krankheiten, das über unserem Schicksal schwebt? Ich glaube, die Antworten auf viele unserer drängendsten Fragen existieren bereits. Wenn wir uns achtsam umschauen und lauschen, können wir innerlich spüren, wie uns der Lebenssaft durchströmt. Und in seinem vibrierenden Murmeln vernehmen wir das Flüstern: „Wo aber Gefahr ist, wächst das Rettende auch." (Friedrich Hölderlin im Gedicht Patmos)

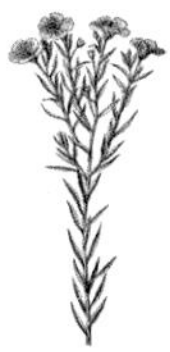

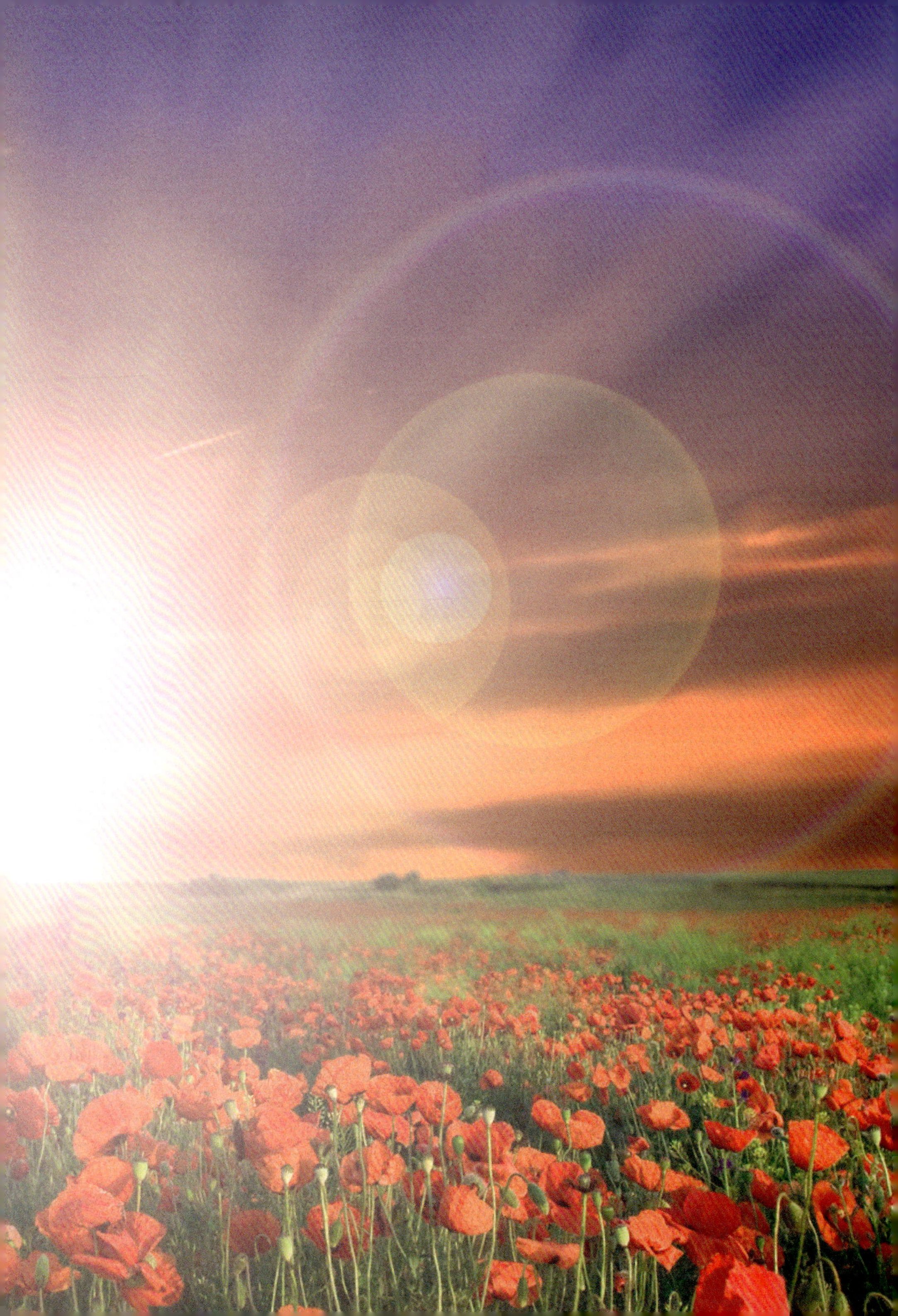

Aromatherapie für Geist und Seele

Ein neues Verständnis

Das Aufkommen neuer Methoden, den Gebrauch von ätherischen Ölen zusammen mit Massage, Chakra-Therpie, Aura-Reinigung, Visualisierung, Meditation sowie anderen natürlichen Zugangswegen zum Heilen, zum Selbst-Heilen und zu persönlicher Selbst-Entfaltung zu kombinieren, ist eine zeitgemäße Entwicklung. Zweifellos sind die physikalischen Eigenschaften der ätherischen Öle während der wenigen vergangenen Jahrzehnte ausreichend erforscht worden – allerdings vornehmlich im Hinblick auf deren olfaktorischen Einfluss im Bereich von Parfümerie und Dufterzeugung. Neuerdings nun entwickelt sich ein systematischeres Verständnis vom therapeutischen Wert ätherischer Öle, nicht weniger als von der Wirkung aromatischer Moleküle – das lässt uns wertvollere Hilfsmittel gewinnen für deren Anwendung im Feld der energetischen Medizin. Ein handfestes Wissen für die Zusammenarbeit von Heiler und Patient ist so verfügbar, um tiefer einzudringen in ein subtiles Verständnis von Gesundheit, Gesundheits-Vorsorge und gesundheitliche Eigen-Verantwortung.

Das entspricht dem Schwenk in der Entwicklung zeitgenössischen Bewusstseins von einer lediglich materie-und symptom-orientierten Haltung innerhalb der modernen Medizin mit ihren synthetischen Arznei-Mitteln hin zu einer mehr psychomatisch ausgerichteten holistischen Medizin auf natürlicher Grundlage, welche die existierende „Körper- Geist-Einheit" mit einbezieht und natürlichen Heilmitteln aus Arznei-Pflanzen den Vorzug gibt.

Aroma-Therapie, Energie-Medizin, Heilung mit Schwingungen, Therapien am Subtil-Körper, Chakra-Methoden etc. geben uns die nächsten Schritte vor, zu verstehen, was es mit der Formel „Geist-über-Materie" eigentlich auf sich hat: eine Erfahrung, welche ihrerseits von dem Primat des Bewusstseins ausgeht als dem Beweger von allem, das seinerseits tatsächlich schicksalsbestimmend ist für unser spirituelles sowie psycho-physiologisches Wohlergehen. Das schließt nichts weniger als die Anerkennung in unserem Denken mit ein, dass wir mehr als bloße physische Körper sind.

Mit einbeziehen mag es denn auch, dass wir den Begriff „Seele" in beide Felder, in die moderne Wissenschaft sowohl als auch in die Medizin, wieder einführen müssen. Gleichzeitig mag dies die Existenz unzerstörbarer Energie-Felder innerhalb unserer selbst wie auch UM uns herum mit umfassen, die ihrerseits Ausdruck sind unserer Gedanken, Gefühle, Erinnerungen etc. Und darüber hinaus: dass wir tatsächlich verantwortlich sind für diese Felder, die ihrer Natur nach uns entweder heilen oder verunreinigen, anheben oder niederdrücken, entweder unserem eigenen Glück und unserer Umwelt zuträglich oder abträglich sind. Selbst die Wissenschaft ist sich heutzutage darin einig, dass wir, mehr als über Verbal-Austausch oder Körper-Sprache, mittels Schwingung oder energetischen Austausch miteinander kommunizieren – dass wir darüber hinaus dieses energetische Feld zu schützen haben und im Falle von Störung ihm beizukommen haben, um es anzuheben und zu stärken durch den rechten Zugang „von innen", bevor es sich „somatisiert" und in Richtung physischer Krankheit ausschlägt.

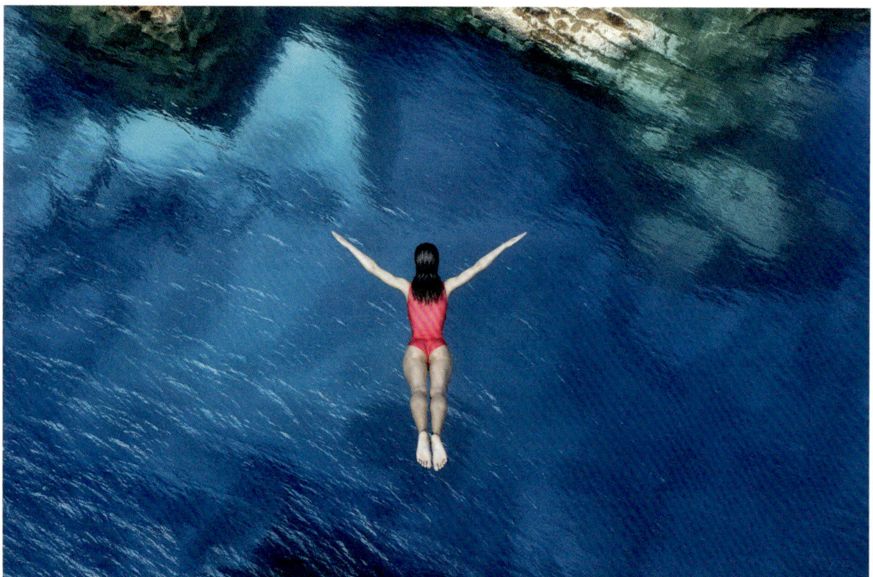

Geist über Materie

Für einen westlichen Geist bedeutet das Gesagte nichts weniger als einen Quanten-Sprung im Verstehen, tatsächlich sagt dies jedoch aus, dass wir dabei sind, den über ganze Zeitalter hinweg bestehenden Erkenntnis-Vorsprung östlicher Philosophie sowie der uralten Wissenschaften vom Heilen aufzuholen. Der indische Ayurveda oder die chinesische Medizin haben seit unvordenklichen Zeiten die kosmische Ganzheit des Patienten in ihren Zugang zum Heilen von Anfang an mit einbezogen, wobei sie immer wieder den Primat „subtiler" Energien des Bewusstseins über die groben Energien heraus gehoben haben, wobei letztere nichts weiter als eine Kontraktion und Verdichtung der feineren, unmanifesten Ebenen des Lebens darstellen. Gemäß der chinesischen Medizin bedeutet Krankheit eine Störung der inneren „Harmonie unter den Himmeln", was demzufolge eine gemeinsame Verantwortung mit einschließt, unterschiedliche Zugangswege zum Heilen anzuwenden – einschließlich des psycho-spirituellen – um das Gleichgewicht im System des Patienten wieder herzustellen.

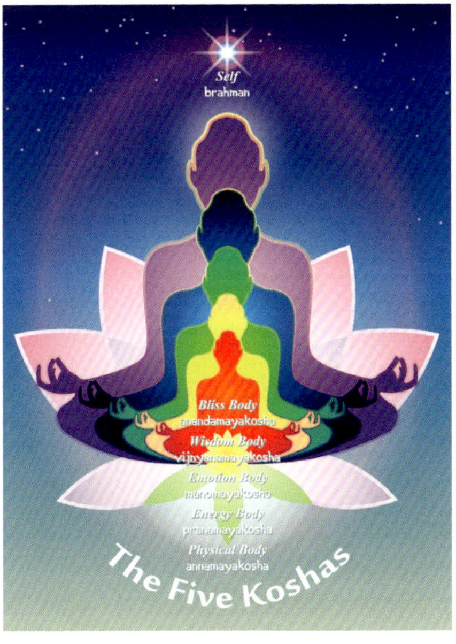

Der Ayurveda benutzt das Word „kosha" („Gefäß") für die Bezeichnung der „Hüllen" oder Energie-Körper, die das individuelle Leben ausmachen, wohl verstanden: Leben, angefangen vom grob-materiellen "Nahrungs-Körper" (annamaya kosha), vom Westen oft missverständlich als die Totalität von Leben betrachtet, über die subtilen energetischen Körper (pranamaya kosha etc.) bis hin zum feinsten „Seligkeits-Körper" (annadamaya kosha). Die Abspaltung von Seligkeit durch Verletzung von Natur-Gesetzen ist nach dem Ayurveda der erste Schritt heraus aus dem Kreis unserer Gesundheit. Charaka, der erste berühmte Ayurveda- Arzt, der vor einigen tausend Jahren lebte, geht davon aus, dass „pragyaparadh", der „Irrtum des Intellekts" oder der „Irrtum im Verstehen", in unserem Wollen und Erinnern, die Primär-Ursach von Krankheiten ausmacht.

Von hier aus ist es nur ein kleiner Schritt für uns, anzuerkennen, dass wir es tatsächlich selber sind, die unser Glück und unsere Gesundheit erhalten oder zerstören.Wohlergehen oder Krankheit nimmt die Stellung ein, Funktion unserer eigenen emotionalen und kognitiven Intelligenz zu sein: indem ihr eure Emotionen und Wünsche verstoffwechselt, den Rahmen eures Verständnisses der zahlreichen Lebensprozesse erweitert, euren evolutionären Pfad oder „dharma" erkennt, indem ihr euch erinnert (und vergesst und vergebt) sollt ihr euch eines langen Lebens (sanskrit: „Ayus") und Glückes in Richtung Seligkeit erfreuen, ihr „Söhne der Unsterblichkeit", wie der Ayurveda sich an die menschliche Rasse wendet.

Energie ist Freude

Was für ein Programm! Als Student erinnere ich mich an häufige Diskussionen darüber, ob die eine oder andere Kultur oder „Mentalität" als glücklicher im Vergleich mit einer anderen angesehen werden könne. Wir gelangten zu dem Schluss, dass der Begriff Glück sich allein auf das Subjekt beziehen ließe, und dass schließlich niemand glücklicher sei als ein irgendein anderer. Ich muss zugeben, dass Heilpflanzen und ätherische Öle eine wesentliche Rolle gespielt haben, mehr von den geheimen Bereichen von Seligkeit innerhalb der menschlichen Seele zu verstehen und zu erfahren. „ Energie ist Freude", sagt

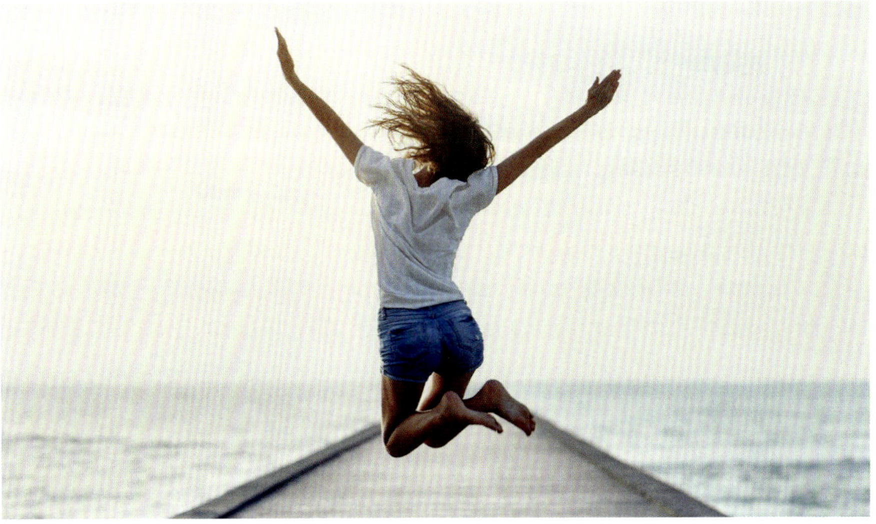

William Blake, der berühmte englische Dichter. Das ist eine tiefe Wahrheit, vor allem, wenn wir uns die verborgenen Energien unseres Geistes und Körpers anschauen, so wie wir sie innerhalb von tiefer Meditation und in Einheit mit der Natur erfahren können – oder innerhalb einer liebevollen Aroma-Massage mit dem Segen unserer Helfer und Freunde seit Ewigkeit, den Heilpflanzen.

Die chinesische Medizin stellt fest, dass es weniger Kriege gäbe, wenn die Menschen sich gegenseitig häufiger massieren würden. Montagu oder Liedloff haben über diejenigen geschrieben, die, in Ermangelung von liebevoller Berührung in ihrer frühen Kindheit, zu den typischen Vertreter jener zeitgenössischen neurotischen, schizoiden Persönlichkeiten gerieten, welche dann in ihrer furchterregend-aggressiven Sub-Struktur ihren Durst nach einer Berührung offenbarten, der bei ihnen nie gestillt worden war. Im 19. Jahrhundert war die Sterblichkeitsrate kleiner Kinder in Waisenhäusern extrem hoch. Letzteres verdankte sich nicht einem Mangel an Hygiene, sondern dem Umstand, dass die kleinen Seelen nicht genügend umsorgt, gewiegt, berührt – geliebt wurden. Was für erstaunliche Wunder können wir heute bereiten, indem wir ätherische Öle in Verbindung mit einer liebevollen Massage uns nahe stehenden Menschen – oder uns selbst…. angedeihen lassen.

Es scheint, dass wir uns auf einen Wechsel im kollektiven Verständnis hin bewegen, was unseren Bedarf nach einer reinen heilenden Berührung anbelangt. Aggression und widernatürliche Verhaltensweisen haben innerhalb des täglichen Lebens derart zugenommen, dass es schon fast schwierig anmutet, dass ein Mensch heute unbeschadet überlebt. Unsere Kultur schreit nach einer Rückkehr zur Natur, zur Stille, zur Spiritualität, zu unserem gottgegebenen Naturrecht auf Seligkeit. Viele der heutigen Pioniere unserer Kultur – jene, welche die Botschaft von einem neuen Verständnis und Umgang miteinander hinaus in die Welt tragen – sind heute damit beschäftigt, neue profane Rituale zu entwickeln, mit wachsender Begeisterung den Zauber zu zelebrieren, der in einer der engsten Begegnungen besteht, derer sich menschliche Wesen miteinander erfreuen können: die „ mystische Einheit" innerhalb eines Vorganges von „berühren und heilen" mit aromatischen Ölen.

Riechen und Berühren

Die Wiederentdeckung unseres Geruchssinnes in Begleitung einer wachsenden Wertschätzung natürlicher Düfte gegenüber unnatürlichen im Rahmen der Aroma-Therapie geht Hand in Hand mit der Wiederentdeckung

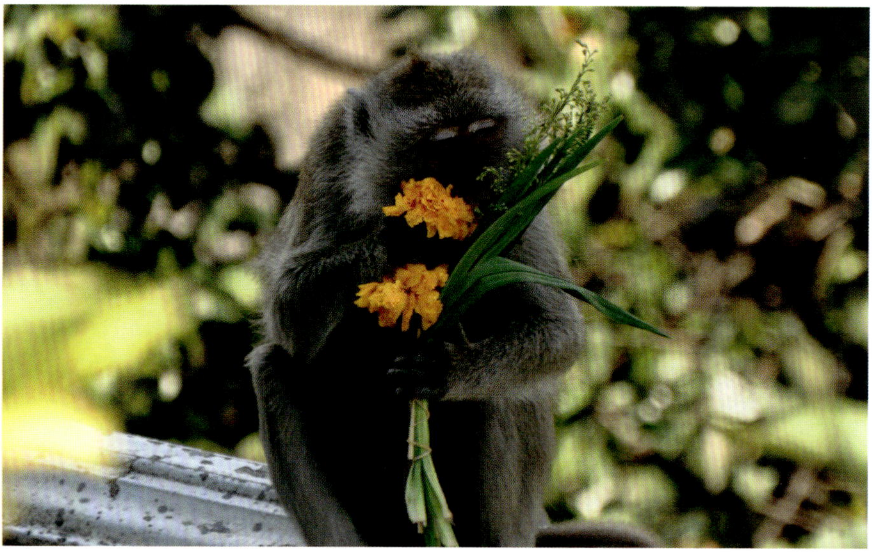

unseres Tastsinnes. Im übertragenen Sinn lässt sich behaupten, dass etwas unseren Geruchssinn ansprechen muss, um uns zu berühren. Selbst die Spermien bewegen sich mittels Geruchssinn durch den Uterus, bevor sie mit der Eizelle in „Berührung" kommen. Der Riechkolben hat innerhalb der Säugetiere außerordentlich zu deren Entwicklung von Sensitivität und Emotionen beigetragen. Gefühle und Zuneigung basieren in hohem Grade auf positiver „Rezeption" jener Millionen von Substanzen, welche unsere Rezepor-Zellen innerhalb der Nase (hoffentlich) als angenehm ausmachen. Innerhalb einer Aroma-Massage werden die „Vorder- und Hintertüren" des zentralen Nervensystems gleichzeitig mittels „Duft" und „Berührung" aufgeschlossen, indem sie eine unglaubliche Symphonie neuronaler Verbindungen innerhalb von Gehirn, Hirnstamm unsd Rückenmark auslösen und damit auf beeindruckende Weise „glückliche" Neuro-Transmitter ausschütten: Licht und Wärme werfen sie auf das „erfrorene" Bild jenes Gottes und jener Göttin in uns, die berufen sind, die Stauungen und Metastasen innerhalb unserer „kleshas" oder Lebens-Traumata, wie der Ayurveda sie bezeichnet, zu mobilisieren und in einen Ozean vorbewusster Seligkeit einzuschmelzen, wo „Mutter zu Hause" ist und es das "verlorene Paradies" nicht mehr gibt. Nirgends wo sonst vermögen ätherische Öle ihre vollen therapeutischen Energien besser entfalten als mittels einer Aroma-Massage innerhalb eines reinen, spirituellen Rahmens unter einem liebevolen Herzschlag. Jeglicher Zorn, Furcht, jedes rationale Problem kann so „weggestrichen" werden mit Hilfe jener mächtigen Botenstoffe, die aus dem Herzen der Natur heraus destilliert worden sind.

Pflanzen-Bewusstsein ist alt

Als die Natur mit dem Thema der ätherischen Öle innerhalb der Nadelbäume vor gut 200 Millionen Jahren auf den Plan trat, war die Spezies Mensch auf diesem Planeten noch nicht vertreten. Aromatische Stoffe fanden ihren Einsatz innerhalb der Pflanzen-Welt, um sich gegen die wachsende Zahl von Keimen zur Wehr zu setzen und sich gleichzeitig in ihrer einzigartigen Identität territorial abzugrenzen. Im spirituellen Sinn jedoch begegnen wir den ersten Terpene-Molekülen als dem Versprechen einer künftigen

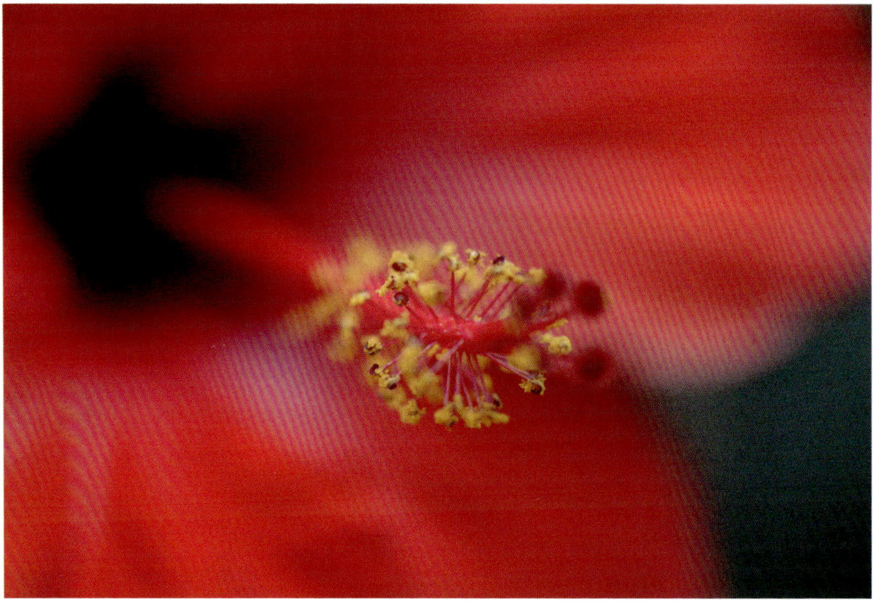

feierlichen Verbindung zwischen Pflanze und Mensch. Von hier aus startete die kosmische Kraft „aromatischen Lichts“ ihren Quanten-Tanz durch die endlose Kette ständig neuer und komplexerer Formen pflanzlichen Lebens bis hin zu jenem Punkt, an dem eine volle Palette von „Farben“ verwirklicht war und das gesamte Spektrum pflanzlichen und menschlichen Lebens einander zu berühren und zu nähren vermochte.

Pflanzen-Bewusstsein ist alt. Ein Blick auf Pflanzen bedeutet eine Rückschau auf einen Zeitraum von hunderten von Millionen Jahren urtümlicher universaler Intelligenz. Es erfüllt uns mit Ehrfurcht, wenn wir uns erinnern, wieviel Zeit die Natur investiert hat, um so etwas wie Lavendel, Rosmarin, Thymian oder Jasmin erscheinen zu lassen. Es ist zeitbewährte Heilkunst, Weisheit der Erde in Verbindung mit der Weisheit des Kosmos. Pflanzen experimentierten mit den Elementen und mit physischer Manifestation lange, bevor wir auf dergleichen auf dem Planeten taten. Der Rig-Veda, der älteste Text der Menschheit, bezeugt, dass Pflanzen vom Himmel in das materielle Dasein, dem göttlichen Lebensplan gemäß, herab gesandt wurden im Dienste der höheren Spezies von Tieren und Menschen. Sie bereiteten den Weg vor…

Chlorophyll, das mächtigste Molekül auf Erden, hatte die Aufgabe, unter dem Einfluss hoher Energien des ultravioletten Lichts Kohlendioxid in Kohlenstoff und Sauerstoff aufzubrechen, was nicht nur die Grundlage für unseren Atemvorgang sicherte, sondern für das gesamte organische Leben auf Erden. Das konnte anfangs einzig in den Ozeanen vonstatten gehen, weil auf den Kontinenten auf Grund von Vulkantätigkeiten ununterbrochen Methan, Ammoniak und Kohlendioxid in eine Atmosphäre entlassen wurden, die vom ultravioletten Licht in einer derartigen Intensität durchsättigt war, dass das Festland seinerseits unbewohnbar und unfruchbar blieb. Für die Eroberung des Landes durch die Pflanzen bedurfte es eines langen Zeitraumes. Ihre intelligente Anpassung und Geduld jedoch trug schließlich den Sieg davon.

Pflanzen-Weisheit ermöglichte und nährte menschliches und tierisches Leben von Ewigkeit an und versorgte alle von jeher mit Nahrung, Schutz, Kleidung, Heilmitteln, und weit darüber hinaus. Mit der passiven Art ihrer liebevollen Fürsorge legen Pflanzen eine Anmut und Schönheit an den Tag, an der es uns Menschen oft genug mangelt. Sie sind in der Tat Botschafter von drüben, verbunden mit den engelhaften oder göttlichen Energien des Universums – was wir ihnen schulden, ist Dankbarkeit, unsere Liebe im Austausch und – aktuell – eine ökologische Ethik.

Zwischen dem machtvollen phenolischen „Rot" oder den „inkarnierten" Frequenzen des Oregano-Öls and dem „diskarnierenden" ketonischen „blauen" Frequenzen des Salbei-Öls schwingen zahllose Geheimnisse des evolutionären Lebens-Plans. Die aromatischen Regenbogen-Farben der Heilpflanzen und ihrer ätherischen Öle machen das Unsichtbare sichtbar, offenbaren Muster an Energien, Geschmacks- und Duft- Varianten, welche ihrerseits in direkter Verbindung stehen mit den mannigfaltigen heilerischen Wirkungen – Kräfte, die wir immer noch tiefer zu durchdringen und umfassender zu verstehen haben. Ihre Verbindung mit den Regenbogen-Farben der menschlichen Subtil-Energien erscheint offensichtlich, und doch „kratzen" wir bislang lediglich an der „Oberfläche" eines tieferen Verständnisses von dem, was allein eine authentische Erfahrung mittels Resonanz und intuitive Einheit oder „Sehen" einmal entschleiern wird.

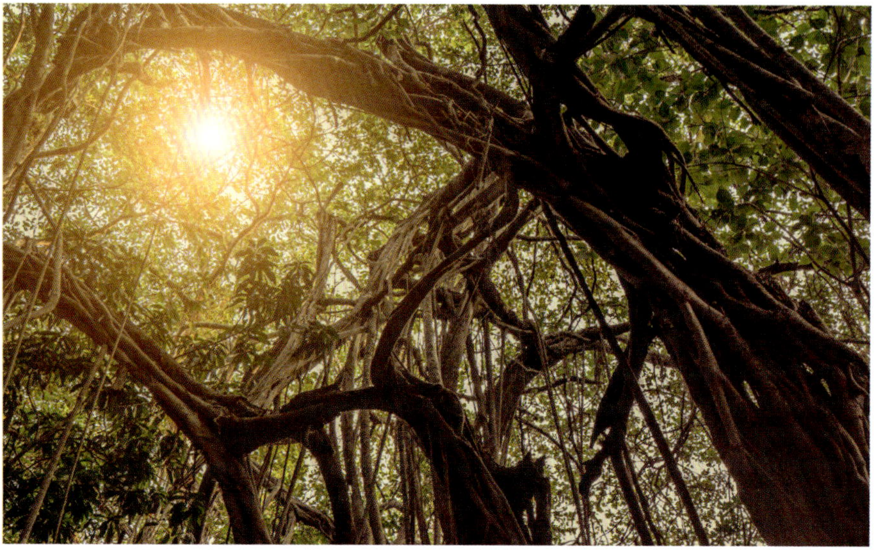

„Die Wurzeln dieses Baumes wachsen im Himmel"

Das Verständnis der subtileren und demzufolge mächtigeren Lebens-Schichten innerhalb des Universums gibt den Schlüssel her, die vielen geheimen Sprachen der Pflanzen „aufzuschließen". Es wird der menschlichen Spezies – vielleicht zum ersten mal im Laufe ihrer Geschichte – die Möglichkeit an die Hand geben, eine neue Art von „Verschmelzung durch Wissen" mit dem Pflanzen-Reich herzustellen, und so dem UNIVERSALEN Geist näher zu kommen, der alle Lebenskräfte, in den Pflanzen wie im Menschen, gleichzeitig lenkt.

Die Rishis oder einstigen „Seher" der Vedischen Zivilisation nannten die Pflanzen „Oshadhi", was so viel heißt wie „Träger oder Empfänger von Licht-Energie" (Ojas) oder auch „Gefäße der Umwandlung von Licht". Das ist eine wunderbare bildliche Vorstellung. Nicht allein, dass Pflanzen die Batterien des Sonnenlichts mit seinem vollen Spektrum nutzen, einschließlich seiner lebenswichtigen Infrarot- und Ultraviolett-Strahlen (und darüber hinaus), für ihre Photo-Synthese, sondern darüber hinaus transformieren sie auch das Licht von Mond und Sternen und das all-durchdringende, unsichtbare kosmische Licht „göttlicher Intelligenz" – das „agni-vaishvanara" des Rig-

Veda – in die Energien der Aura oder Bio-Photonen, ein Vorgang, den wir als menschliche Wesen in unserer Zeit erst langsam zu verstehen beginnen.

Materie und Energie-Felder verbinden sich miteinander innnerhalb aller lebender Strukturen. Sie stellen die komplementären all-gegenwärtigen Pole der Schöpfung und allen Seins dar, das Yin und das Yang, die Prakriti und den Purusha (Veda), Natur und Geist. Der moderne Mensch ist dabei, das verborgene Glied zwischen diesen beiden zu entdecken, er selbst mehr als je inkarniert – und mehr als je dabei, kollektiv seine Wurzeln auszubreiten in die subtileren Bereiche der Schöpfung und darüber hinaus. Ja, „die Wurzeln diese Baumes wachsen im Himmel“, wie es der Rig-Veda erklärt. Der Baum ist unsere eigene subtile Lebenskraft, unser Subtil-Körper, dessen Zweige sich wie ein „umgekehrter Baum“ in die cerebro-spinale Schwingungs- Intelligenz hinein ausbreiten – es ist das kosmische Wesen Mensch, auf das hin wir angelegt sind und das wir werden sollen.

Pflanzen genießen den Vorteil, dass sie sich in einer äußerst harmonischen Weise von diesen kosmischen Schwingungen „ernähren“ und dieselben in die Welt abstrahlen.

Ihre ätherischen Öle sind konzentrierte Energie-Träger und Boten jener mächtigen universalen „Kraft-Pflanze“, welche alles Leben aus einem unsichtbaren Licht-Speicher heraus speist, unerschöpflich für alle Ewigkeit. Menschliche Liebe als bester Ausdruck dieses Lichtes auf Erden entdeckt, wie sie durch eine subtile energetische Massage wesentlich verstärkt zu werden vermag, um sich wieder mit dem inneren Licht universaler Liebe zu verbinden und so den Abgrund zu überbrücken zwischen Materie und Energie, Form und Formlosigkeit, „oben und unten“…

… dabei zu helfen, sich einander an den Ufern der Getrenntheit zu begegnen für Augenblicke von Einheit und Seligkeit.

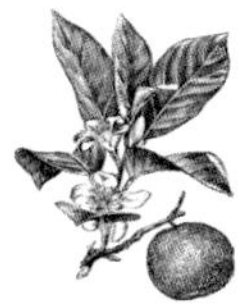